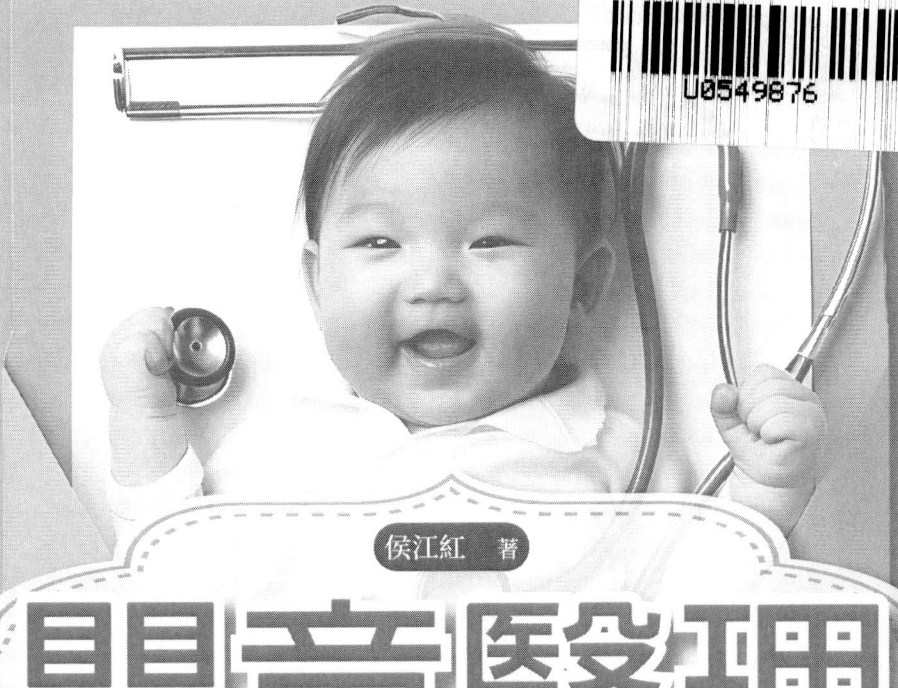

侯江紅 著

嬰童醫理

從醫者素養到臨床技術
細述小兒醫學的診治精髓與要義

【融合名醫經驗與創新思路】

從醫者素養到常見病症診療全面剖析
將中醫理論、臨床實踐與醫學教育緊密結合
一部以脾胃為核心的中醫兒科診療全書

目錄

目 錄

前言

臨證數十載，總該有些東西示於同道，佐參於臨床，希望有所裨益。有同道之良師益友諫言寫一個理、法、方、藥系列書，左思右想，總覺太大太深，學識無以及，能拿出手的也僅是一些臨床芻議小技，最終以「嬰童四書」概為書名，亦即四本有關小兒臨床的經驗體會的書：一為《嬰童醫理》；二為《嬰童醫案》；三為《嬰童釋圖》；四為《嬰童釋問》。所以冠名「嬰童」，乃「小兒」又稱，且較為順口而已。尋問同道，皆以為可，遂定下《嬰童四書》。雖四書淺薄，但皆源於臨證之悟、之驗，且吾有臨證留痕之習，數載臨床存積了不少筆墨，所以，若是僅供同道佐參，還算有些意義。

中醫之道深奧莫測，探索之路無止境，仁則見仁，智則見智，各抒己見，百家爭鳴，故望同道指正！

《嬰童醫理》，簡書臨證中為小兒醫之感悟、觀點、體會、經驗，或共識，或識證之技，或臨證施治之法，或前人醫理之釋，凡此諸多，皆為嬰童醫理，內容題目，皆以「論」為名，如「小兒脾胃論」、「小兒問診論」、「小兒亞健康論」、「小兒欲病論」，名稱以傳統中醫稱謂冠首，無者冠以現代名詞、名稱，如「小兒皰疹性咽峽炎論」、「小兒秋瀉論」等。所謂「論」者，小議之論也，非故弄虛玄之意。書分上論、中論和下論。上論者，關乎小兒之如何吃、睡、玩，或為醫之道，為師之表，為徒之守，或四診之技，或研讀古人之悟。中論者，關乎臨證之治法、治則、外治之術、方藥之論、調理之技，總關小兒臨證施治之驗。下論者，關乎臨證多發病症之議，關乎小兒常見多發之病、之證，如「小兒汗證八法論」、「小兒上病下取論」、「小兒咳嗽四人論」、「小兒退熱八法論」、「小兒『三炎』論」、「小兒血病論」等。全書均為吾臨證之小技小法，又因擅長脾胃之論，故諸論從脾胃者居多。各論表述或多或少，不以長短為要，有寥寥數語者，也有長篇之文，蓋從心悟而定。

《嬰童醫案》，乃臨證有效醫案。醫案之述，遵其實況，皆為臨證例項，入書標準為有效。其有效皆為親自隨訪，或隨於即時，或訪於日後因他病就診之機，原始紀錄皆有紙質、錄影，或有圖片。醫案題目或始自病名、證名、症名、治法、病因、病機，不以定式，如「小兒久咳案」、「小兒手足心萎黃案」、「上病下取療麥粒腫案」、「母子同治案」，無相應中醫名稱者，冠以現代醫學名稱，如「小兒皰疹性咽峽炎案」。小兒為病，多為常見多發之恙，疑難雜症不眾，故《嬰童醫案》皆為小兒臨證之雕蟲小技，羞於大家之閱，僅為基層同道小參。案中所施之方，均源自臨證經驗之方，不外「消積方」、「感熱方」、「咳嗽方」、「亞康方」、「嬰瀉方」五方，諸案多為五方加減化裁而來。為此，原本欲定書名為「嬰童五方醫案」，基於與餘三書名稱相配，故仍以「嬰童醫案」為名。吾以為，擅長簡明之法，調治繁雜之疾者，力薦也！《嬰童醫案》，言述臨證治病之小故事。

《嬰童釋圖》，全書均為臨證望診所獲徵象之可視圖片，如髮黃、面色萎黃、皮疹、手足心脫皮、針眼、皮膚粗糙、二便之異等共 500 餘幅。每幅圖片釋有吾解，圖說小兒臨床可視性望診之候，並述其臨床伴隨症狀，旨在為同道四診佐參比對，協助辨證論治。圖片依據部位分門別類，如頭面頸、眼耳鼻口、舌、胸腹、背臀、四肢、前後二陰、分泌物及排泄物。在該書中，如若同一患兒有多幅不同部位圖片，則均在其中一個分類中顯示，如溼瘡，會有同一患兒的面部圖片、腹部圖片、四肢圖片，皆在某一分類中同時出現，旨在方便整體理解。總之，《嬰童釋圖》是以本人之見識，釋解臨證之圖候。僅為同道所目參，且因於拍攝之光照、之角度不同，其圖之色差有不盡意者，如舌之色，咽之赤，面之萎等。圖片中某些非健康又非疾病之象，均以第三狀態（亞健康、灰色狀態、中間狀態）釋解，如皮膚粗糙、爪甲不榮、髮不榮、面色萎黃等。「釋圖」者，釋解臨證之圖像也。故《嬰童釋圖》亦旨在為初為小兒醫者提供直觀參照，也是在校醫學專業學生臨床參考之書，以補當今教材之乏缺。

《嬰童釋問》，全書就小兒健康、疾病、保健、護理等諸多應知應會之疑，做出共識性及個識性釋解，旨在為父母解惑。

前言

釋問雖面向應知應會之父母，亦可為兒科醫師、臨床醫師、全科醫師提供些臨證解惑之話述，不因臨證家長之問而謇塞，故而，醫者閱之也益。全書所列之問，源於有三：一是基於臨證多年家長常疑常問；二是基於無數次衛教互動中所徵集的三千餘個問題歸納而來；三是基於專業需求之共性應知應會問題。全書力爭通俗易懂，既為家長們學習，又為小兒醫者參閱。

侯江紅

上論

小兒醫者的根本：童道與醫道之要

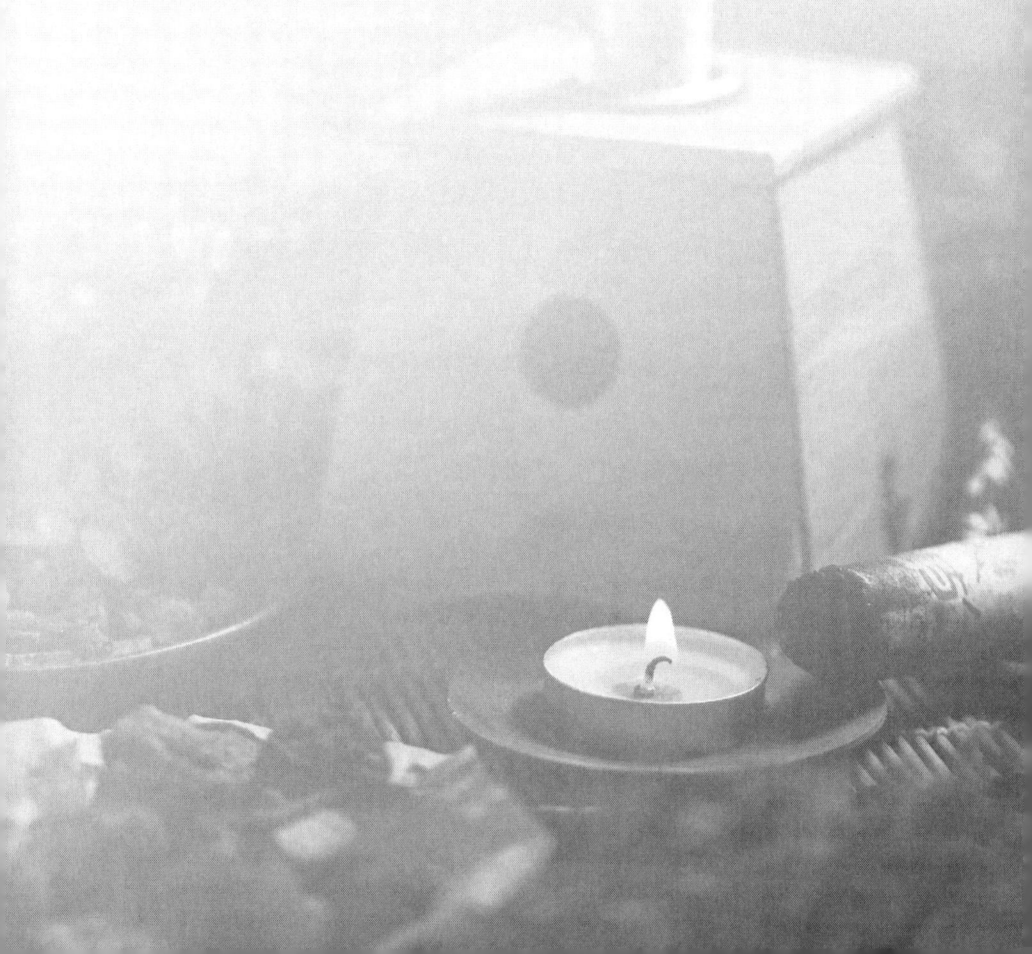

1. 小兒醫道論

小兒醫，最不易。兒醫在古時又稱為啞科，啞者，不語也。小兒有疾不能自訴，疼痛亦不能言，多以哭鬧而察之。兒醫之輩，必感之疾苦，速察其病，明其病位，正如《難經》所言「望而知之謂之神」，凡為小兒醫者必崇尚望診之技。小兒科，無小事，蓋因小兒非成人之縮形，又不可同病同治論，如小兒之病，發病容易，傳變迅速，易虛易實，易寒易熱，必明辨小兒之特別，方可審慎治之。醫者，小兒醫為之貴，上工為小兒醫者甚少。

為小兒醫，必知識多。一要精習中醫之理、方藥之性；二要精習諸科之知，如內、外、皮膚、五官、骨傷；三要學習育兒之道、教兒之術，以揆小兒之心理。

為小兒醫，應熟知育兒、教兒之常識。蓋因小兒不言苦狀，而父母雖知兒之習性，歷兒之成長，日以照顧，卻不知何為病候，故為小兒醫者，除詳詢父母，亦應學習父母，有益為醫者識候、明理、預後。

為小兒醫，必多臨證、勤思悟、詢疑問，如是方令診療之術熟中生巧、巧中生妙、妙中生神也。如遇一貧血患兒，中醫診斷為氣血虛弱證，我們首先要思考氣血虧虛原因，是因其造血之物匱乏？還是造血功能失常？還是氣血消耗過度？溯本求源，追蹤病之演變軌跡，揆度病情之變化，常自問「怎麼會這樣？為什麼會這樣？為什麼此兒會這樣？什麼原因會令小兒這樣？」正向推理，反向論證，歷練四診之技。如此則醫理漸明，醫術漸精。

為小兒醫，必善總結，常歸納，擁舉一反三之能。為此，為小兒醫者，應親為書寫病歷，完成資料保留，每遇患兒複診，必查閱前診之史，詢其服藥情況，詳知服藥反應，捫問數個為什麼，不效自問為什麼，效驗者亦問為什麼，為小兒醫應習眾家之長，以富自我之技。然，學習之中宜多思悟，不可知其然，不尋其所以然，一知半解。如有醫者言，小兒健脾不如運脾，何為健脾，何為運脾，何時健脾，何時運脾，什麼可以健脾，什麼可以運脾，雖一字之異，但臨證之中則變化無窮。

為小兒醫，必明辨中醫與現代醫學之別。現代醫學注重看人患之病，強調診療統一、規範，更重視微觀、局部。而中醫則注重看患病之人，強調因人而異之不可複製性，更重視宏觀、整體。若此，必煉其悟性，精習醫理，令己擅長用簡單之法處理複雜問題，研習概括複雜臨證問題至簡單之醫理，尋上位病機、測疾病之預後，達到未病先防、既病防變之目的。如小兒熱驚之預判、預防。

為小兒醫，必思路清。思路者，即解決臨證問題之方法、路徑。臨證之時應辨明病之要衝，擇其方法，選其處方，擇時擇機，遵其路徑。吾多從脾胃之治，蓋因小兒脾常不足，卻生機蓬勃、發育迅速，所需水穀之精微又富，小兒脾胃猶如「小馬拉大車」，最易變生百病。如臨證一患兒急躁易怒、情緒難控，病雖為情緒變化，似同心病、肝病，但又見納差、腹脹、苔厚、便祕，知其病位仍為中焦，從脾胃調之，諸證皆失。吾思之，小兒之疾，多責之於脾胃。

2. 為醫素養論

為醫之人，是醫職業，必有為醫之道，為醫之心，為醫之貌，為醫之神，為醫之形，為醫之語，為醫之處。為醫者既要注重技術，又要注重素養，此乃為醫之道。

為醫之道，蓋指醫者之品德，必心靈康健。裘法祖云「德不近佛者不可為醫」，即指此意。以佛道之心為醫，應心繫救死扶傷，忘我從業，不別高貴，不問貧富，萬不可從醫為財。為醫者，懷斂財之心，必不能醫技精湛，便無救人於疾苦之果。現今，為醫之人，規避錢財誘惑，恬淡虛無，實屬不易。聖醫者，甚少，可貴。另類為醫之人，除貪圖財富外，崇尚榮譽，獲取權貴，不是專攻業術，而是趨炎附勢，禮尚往來，上送下授，此為醫者，雖職稱高位，必不能醫術於人，實多為下工；甚至有位居大醫、名醫之人，終日忙於事務，四方遊學演講，臨證甚少，何以以術祛疾？

為醫之心，則指為醫之人，應心靜氣平，神定不亂，尤其處置急、危、重候，必以冷靜之心對待。心亂則思亂，思亂則術亂，甚者術錯。必處事不驚。

為醫之貌，蓋指為醫之衣貌。為醫之人、之時，應衣帽得體、整潔，衣之色形應沉穩素雅，合其職業，適其年壽，不可奇裝異服，濃妝豔抹。尤工作之衣，必清潔平整，切不可皺褶汙垢，此為醫之禮也。

為醫之神，則指為醫之人，應形神兼備，精神飽滿，榮光和顏，於患者以鼓舞，切忌面倦哈欠，神疲語弱，給予人病夫之感，如是則衰其勝疾之心大半。

為醫之形，則指為醫之人，應形體康健，站有站姿，坐有坐形，行有行樣，不可肢體動作過度，不雅之舉避之，如是，抓癢弄鼻，斜坐歪頭等均為不適之形。酒後、菸臭、語言謇塞、口氣燻人均為診病之禁忌。

為醫之語，蓋指為醫語言規範。應言語和藹，表達清楚，流暢通俗，自信沉穩，切忌語言遲疑，缺乏自信。忌用可能、試試、不知道等語。對於情志為患者，其言語更應準確謹慎，所出言語，必經心志思量，聆聽專注，目光交流，耐心答疑。

為醫之處，蓋指為醫之室、之境。診療之處，應環境清新、明亮、安靜、整潔，規避髒、亂、差、臭，尤其診室桌面、用具、洗池、床褥、窗簾更易表現。

中醫看病，人文素養，不可缺失。有云：中醫看病，是看患病之人，而非單單看人所患之病。

3. 小兒師徒論

為師論

為兒醫之師者，不獨傳業也，傳道為先。為師常責徒之過，責其無德、其不敬、其庸術，實為師謬！徒之過，師之責也！故為師者，必先為師表。為徒師表有六：一師者，品德為先，心善品端，厚德載物，正如「德不近佛者不可為醫」，必先以德示徒；二師者，學風嚴謹，不妄誇術技，多於臨證，熟能生巧，巧能生妙，妙能生神，臨床之術無之端極，正如「才不近仙者不可為醫」；三師者，恬淡虛無，清心寡慾，高下不相慕，不以錢財為欲，以人命至重者，方為小兒醫；四師者，為小兒醫者之師，必知小兒，熟小兒之性，以父母之心，度小兒之苦，不近小兒者，不師為小兒醫；五師者，為師者，不與徒爭名利，待徒之心，必同兒女，愛惜之心常備；六師者，為師之為，皆應示良，蓋指言談舉止雅，行步立坐正，儀表儀容端，公德綱紀良，師為徒仿也。

為徒論

為小兒醫者，必從師於眾家，習研眾家之長，繼承與創新並舉，似師而非師也，如是則青出於藍而勝於藍。為徒者，有六守：一守者，必守遵師之道，敬遵為師，知情知恩，不可自以為是，不可心躁浮誇；二守者，勤於臨證，擅於思考，悟道為先，習術為後，知道者，必令術技無窮也；三守者，勤學好問，博學眾長，何也之心常備，一知半解，必不可解，惑之不解，小學而大遺；四守者，善總結，多歸納，徹悟為師之醫理，如是方能舉一反三，知其然，更知其所以然；五守者，必善待嚴師，品德端正，先習師德，後學師技，方為上德上醫，為徒者，終生師從；六守者，勤勞耐苦，認真細心，為徒不以小而不為，「業精於勤」、「天道酬勤」之故也。

4. 小兒就醫論

小兒生疾患病，父母最為急迫，每遇兒病往往不知所措，急中生亂，正可謂是「病來亂求醫，求醫不知處」。求醫問藥，或不能詳述病之徵候，或漏述，或謬述，誤導醫者，令兒醫誤判誤治者眾，其過失可因於小兒父母，或因於醫者不能明辨徵候之謬誤。故小兒就醫，或父母，或醫者，均應知：

小兒就醫之處。因小兒多為常見多發之證，近家診治即可，不必小疾小證皆往名院求名醫，故不必費時耗力，捨近求遠，貽誤病機。至於外感輕證，或傷食小瀉，均可在家自調，厚以衣被，節以飲食，熱以沐足，多以漿水，足以安睡，如是多可自癒，不必求醫。小病小疾，多處求醫，必致雜藥亂投，藥害傷正，得不償失。若多診不癒，或急危重候，或疑難雜症者必求於上工及上工之院。疾病明確，應求醫於專工醫院，或擅長專工之醫，必要時眾醫會診。意外傷害多求於專院專科。業有專工，小兒患病應以見小兒醫為先。

小兒就醫之伴陪。小兒生疾多不能自訴，代訴之人尤顯重要，應常伴陪患兒之人隨醫，因其人詳知孩子病情，了解孩子生活起居，便能示醫準確資訊。有多人了解患兒病情而僅一人就醫者，可於家中匯聚孩子之諸候諸證，或將患兒病情書於紙面以示醫生，此可使醫者確知患兒病情，從而正確辨證論治。醫者四診合參時，應明辨資訊之謬誤，代訴之精準，如是則鮮有誤診誤治者。

小兒就醫之備。小兒患病常見多發，就診亦為之多。父母應訓練孩子放鬆勿恐，少驚不啼，在家可模仿醫生看病遊戲，使患兒更易配合醫者四診，便於獲取疾病資訊。如吐舌、伸手、張口、露腹等。有孩子就醫驚怕，啼哭不止，無法四診，必影響識病辨證，易漏診誤治。凡多處求醫者，父母應備眾醫病歷、檢查報告，詳述他醫之囑，供就醫合參。就醫之先，父母應詳憶病前數日之異常，或病之誘因，如飲食、起居及不常之徵兆以備醫者詢辨。所欲詢之問題也可先記於紙上，以免就醫慌忘。若是上學之兒，就醫之前，諮詢老師病前、病時情況，以備醫問。對於可視之病狀，父母在就醫時可帶實物或拍攝照片以示醫生，協助診病。

小兒就醫之道。蓋指患兒父母親戚就醫之心、之德。小兒患病，父母心急，蓋能理解。然，小兒患病多急如電掣，治之可慢如抽絲，非諸證均可速癒，故患兒家長，必以沉穩之心就醫，不可操之過急，催促速癒，或頻換醫生，多處投藥，雜法亂治，適得其反。醫者專工，必是盡心盡力。然，小兒為病，古稱啞科，醫者稱啞醫，蓋因小兒患病，不能自訴苦處，難以辨治，此為常情，望父母親戚善解，更不宜自薦治法用藥，殊不知專業有專攻，故非家長一知半解而癒疾。兒之父母自薦治法，否定醫者，必令醫者思路混亂，誤診在所難免，為小兒醫者最為難成。小兒醫者，與爾同願，更望孩子早癒，切莫多責。就醫者之心善、之行善實為教養。父母與醫者互為信賴，共盼兒之健康，共築兒之成長。

5. 小兒脾胃論

小兒初生，水穀之精微不賴母養，必賴自我之水穀運化，獨立脾之運化，胃之受納，以益生長發育。小兒脾胃乃後天之本，亦為生長之源。小兒脾胃特徵有三：一則，之所以「脾常不足」，乃因於小兒脾胃為生長之源，其對水穀精微之需求更為迫切，加之小兒生長迅速，脾之運化水穀精微終日無足，故曰「脾常不足」。需求無度矣！二則，小兒飲食不能自節，因於生長發育之無度，故而飲食亦常無度。其無度有三：食無節律，食無度量，食無擇選。三則，因於當今的衣食豐裕，其飲食之傷，更為常見。諸疾源於「病從口入」，「吃疾」好發，脾胃之傷，乃小兒諸多疾病之本源，即所謂脾胃乃小兒百病之源也。

小兒身長體重皆源於後天脾胃之旺盛，水穀之納興，精微之輸布，如是則肉豐骨堅，形體康健。小兒脾胃旺，生長良，亦賴肝氣疏泄，故調理小兒生長，春令最為當時。是令生機蓬勃，肝氣升發，此期之調，最益小兒長形。正如《脾胃論·氣運衰旺圖說》曰：「黃耆、人蔘、甘草、當歸身、柴胡、升麻，乃辛甘發散，以助春夏生長之用也。」

小兒之生長，一賴父母之先；二賴脾胃之後；非獨賴腎之升發。小兒諸疾百病，飲食所傷者眾，而飲食無常首傷脾胃，除常發之吐、瀉、滯、疳外，其有因於飲食而致外感者，或因於飲食而夜啼者，或因於飲食而哮喘發者，而久咳者，而汗證者，而多動抽動者，而天癸早至者，而癮病者，而嗜異者，諸疾諸證皆可因於飲食所傷。

小兒脾胃歸屬中焦，乃上下焦之中樞，其上下焦之常、之恙均賴中焦之健、之暢。如肺系諸疾，可因於積滯而誘發，也可食積化熱蘊痰，上貯於肺，令痰熱咳嗽。痰熱閉於肺則哮喘，則肺炎喘嗽。積滯易招誘六淫之犯，為小兒醫者常識也。

外感發熱者，必查脾胃之況，知積滯之輕重，中焦不良，必令外感不瘥，疏通中焦，驅邪外出。

久咳不癒，反覆纏綿者，必調脾和胃，謹慎飲食。脾胃安則咳鮮犯。

哮喘者，必顧護脾胃方可根癒。小兒哮喘之發，其因有三：一因責之於外感之淫；二因責之於飲食積滯；三因責之於勞逸無度。因於飲食者為多，若過食過飽，過酸過甘，諸如此類，皆易誘發。脾胃健，復發鮮。

溼瘡者，其內因多責之於脾胃，或脾胃虛弱，溼不運化；或心脾積熱，溼熱蘊蒸；或脾胃虛弱，氣血不榮。蕁麻疹、皮膚高敏反應、皮膚搔癢、皮膚粗糙亦多因於此犯。

小兒諸多情志之異，抑或因於脾胃之恙，如小兒之怯弱，脾胃虛，氣血弱，心志失養，故怯弱。小兒急躁易怒，過肉食則肝火旺，經筋急，其必易怒多動。小兒諸齒不榮者，多責之脾胃久不健運，積滯日久，溼熱蘊蒸，如齒之白斑、脆薄、齒黑、齒黃、齒疏、齒遲等，非獨責之於腎也。小兒諸甲不榮者，責之於脾胃。脾胃虛弱，或積滯日久，或飲食不節，均可氣血不榮，食滯成邪，或不榮，或邪犯，故可見爪甲不榮之白斑、脆薄、斷裂、凹陷、粗糙、起層、枯白。反覆甲緣逆剝刺亦責之於此。

小兒諸髮不榮者，責之於脾胃。一責脾胃虛弱，氣血不榮；二責傷食積滯，水穀不化；三責心脾積熱，上蒸傷髮。小兒髮不榮因於腎者少，如髮穗、髮枯、髮黃、髮紅、髮白、髮細、髮疏、髮立、髮軟、髮脫。其頭屑、小嬰兒之胎脂甚，髮際癢亦常責之於脾胃。

小兒肥胖者，唯責之於脾胃。乃脾胃運化太過，水穀精微輸布不當，形不為精微之用，反聚為脂膏，健脾和胃方為大法。有醫者疑，肥胖之兒，善食而肥，又何以健脾？此反為脾不健也，故食多而肥，或食少亦肥，均乃脾不健運之故。脾健則運化有常，不犯無度，必不令人肥。正如《脾胃論·脾胃勝衰論》云:「胃中元氣盛，則能食而不傷，過時而不飢。脾胃俱旺，則能食而肥。脾胃俱虛，則不能食而瘦。或少食而肥，雖肥而四肢不舉，蓋脾實而邪氣盛也。」其「脾胃俱旺」，非指脾胃健運，太旺亦非常非健也。「胃中元氣盛」，則指脾胃健運之常也。

小兒諸多免疫紊亂之疾，如過敏性疾病、結締組織病、血小板減少性紫斑、過敏性紫斑、心肌炎、腎炎、腎病症候群等，其發病亦可因於脾胃，其病後亦可因脾胃而復發。調脾和胃，與之始終。小兒癥痕、積聚、重症惡疾，調理脾胃亦宜。正盛邪祛，有醫者稱之為「敵友共存」、「帶瘤生存」之道，從脾胃論治益也。小兒脾胃，論之最要，若令脾胃常，養之有五護：一護者，兒之初生，食以甘淡，不可厚味，「吃少也」；二護者，兒之三餐宜有定時，不可無度；三護者，小兒之食，宜「吃熱、吃軟」也，粥令胃氣養，脾氣健；四護者，「肚」最宜暖，寒涼最易傷中，或因飲食之寒，或因於藥物之寒，或因於六淫之寒，或因於內傷陽虛之寒，凡寒皆可令胃傷；五護者，諸疾處方性味配伍，皆當避之傷中，宜伍用顧護脾胃之品。

6. 小兒飲食論

小兒臟腑嬌嫩，形氣未充，生機蓬勃，發育最為迅速，因於此，必更顯「脾常不足」，其對水穀之需更加迫切，又因「脾胃脆薄」，加之乳食不能自節，乳食為患甚多。常言道「病從口入」，其原意為乳食不潔，腐敗傷胃所致吐瀉之疾，現泛指小兒之疾，眾有因於飲食所傷者，故乳食因素乃小兒重要病因病機，為小兒醫者，不可不知。

大凡小兒常證好發之疾，多責之於乳食，病位在於脾胃，即使病位於肺，亦多與乳食相關。乳食乃小兒第一病因，外感乃第二也，傷食者易招之外感，外感又易兼夾食滯，二者互為因果，為父母者不可不知，為小兒醫者不可不辨。然而，小兒飲食如何？

小兒因於飲食為病者，多責之於父母，一則無知飲食所傷之醫理，二則無知飲食所傷之危害，唯恐小兒乳食不及，或乳食精細無度，或隨食隨予，規律無序，日久傷胃，形成滯、疳、吐、瀉之證。故小兒飲食，宜遵循「食譜廣，不偏食」之原則，即所謂「什麼都吃點」！襁褓之兒又當以乳母為要。

小兒腸胃與人之作息同，當逸則逸，當勞則勞，休閒有度，故小兒乳食時間，宜食休有律，不可隨欲隨予，恐食入不足，強餵多食，《黃帝內經》云「飲食自倍，腸胃乃傷」，必源於此。小兒飲食必遵三則：一則定時就餐，蓋指飲食規律，有時有度，年齡漸大，餐次遞減，學齡之兒與成人同為三餐即可；二則就餐定時，蓋指小兒每餐要限時不延，每餐之時，宜30分鐘左右，餐食過久，腸胃過勞，過勞則傷；三則餐前備時，蓋指小兒乳食之機，宜備時間，不宜醒後、玩耍之後即刻進食，宜備時少許，以使腸胃受納有備。寐起初醒，諸臟腑之氣未啟，尚未做好受納水穀之機，是時飲食入胃，必致乳食不化，不利於運化吸收。反之，劇烈運動之後即刻進食，此時諸臟之氣正盛，均有所任，而脾胃功能尚弱，受納運化不專，此時乳食，亦易「腸胃乃傷」。故運動之後，稍稍靜休，之後乳食，則不傷胃也。

小兒乳食最不能自節，飲食之習最為重要，應遵循：專一、愉悅、獨立之原則。專一者，忌乳食之時看影視、聽故事、玩遊戲；愉悅者，忌飲食催促、打罵、強餵強食；獨立者，忌他人餵養，儘早使孩子自行獨立進餐，大凡2歲小兒即可訓之，學習獨立使用多種餐具，自行就餐，古云「食後擊鼓」，即是此意。小兒不食者，必因於強餵強食，遵「飢不擇食」之道即可。

小兒飲食禁忌有九：

一日：過好，乳食終日膏粱厚味，肉蛋過甚。

二日：過細，乳食過於精細。

三日：過偏，乳食單一，甚至僅喜食一兩種。

四日：過雜，乳食無序，雜亂無章。

五日：過甜，過甜屬甘，緩滯脾胃。

六日：過酸，過酸生熱，腸胃不受。

七日：過冷，乳食寒涼，必傷脾胃。

八日：過飽，乳食自倍，必傷腸胃。

九日：過硬，不軟、不糜令胃難腐糜，脾難運化。

7. 小兒飲食不節致病論

小兒純陽之體，形神均未臻完善，未臻成熟，故對飲食之需更為迫切，又因小兒脾常不足，脾胃脆薄，且常常飢飽無度，乳食不能自節，故小兒之疾，飲食所傷占之三四。

小兒飲食不節致病有四：一日飲食無時。謂之飲食無定時，隨欲隨予，致使脾胃運化無度，勞逸不節，則令小兒滯、瀉、吐、脹，久之則疳。飲食無時，亦忌初醒即食，或運動之後即食，皆因脾胃受納運化之氣初啟，脾胃功能尚弱，是時乳食，則令食滯不化。

二曰飲食無量。謂之飲食過飽無度，終日飽胃脹大，易傷胃腸。正所謂：「飲食自倍，腸胃乃傷。」

三曰飲食無質。謂之飲食過豐，膏粱厚味，脾胃不受，唯五穀果蔬鮮食。四曰飲食無潔。謂之飲食非天地之自然之物，非獨指潔淨。現今之小兒，多食「工廠化」食品，加之諸多食材取之非天然之品，久食必致食毒蓄存，尤傷腸胃，進而傷及五臟。此飲食所傷，病機最為複雜，所生之疾，變化無窮。

兒受天地之氣生，必賴天地之氣養。臨證之機，每遇節假之日，或遇大宴聚餐之後，小兒飲食所傷之疾劇增，其病因不外上述。小兒乳食所傷，最易招引外感。每多見積滯兼外感故也。臨證辨治，必明標本、識輕重、思緩急，序貫治之。

小兒積食最易外感六淫。

8. 小兒果蔬論

小兒膳食，必搭配適宜。令葷素相兼，以素為主，果蔬佐使。然果蔬之用，多有誤使。

一曰果蔬有時。小兒輔食果蔬，必遵漸續之則。嬰兒之期，可予果蔬取汁，由少至多，緩緩餵吮，不可急食多餵。斷乳之兒，其果品添食，必於餐後即食。

蓋因餐後食之，一則利口潔齒，健口齒；二則果食相合，促吸收；三則促傳導，利腐熟。有言餐前食果品者，誤也。

二曰果蔬有禁。果蔬雖益，也有弊，食之不當則為害：一則脾虛便多者節食，當食者令其熟熱後再食少許，或入米粥亦可；二則熱盛火旺之體，當節食過酸味、赤紅色之果品，恐助熱亢，如山楂之品，因消食除積，味酸甘甜，小兒食之甚多，食節也！三則以時令果蔬為先，過季之品不宜久食，有其時，長其果（蔬），養其人也；四則生養之地，食生長之果蔬，遠域之果蔬節食。蓋因「一方水土，養一方人」故也，天人合一之道。年長兒食果蔬，不宜取汁，久之必緩兒之胃腸，弱兒之口齒。

9. 小兒睡眠論

睡眠乃小兒自然屬性，因此，父母、醫者常忽略不慎。殊不知，小兒安康無疾，多關乎睡眠。蓋因小兒睡眠因果，與生長發育、智力心理、免疫功能密不可分。睡眠不及或睡眠多夢好動日久，必礙小兒生長發育，使其體弱消瘦，身長不及。久眠不足亦使小兒心智遲緩，急躁易怒，性格異樣。久眠不足亦傷宗氣，進而損及營衛之氣，使衛外不力，易為六淫所犯，肺系疾病常發。小兒睡少，則食少，食少則氣少，故營衛之氣失職而患外感之疾。

小兒睡眠之長短，必因於年齡而差異。大凡年齡越小則睡眠時間越長，並無定時。唯 2 歲之後以每日 10 ～ 13 小時為宜。年長兒可於每日分二次入睡，晝短眠，夜則必長睡。睡眠有度，規律有時，如是則健康少病。

小兒睡眠四禁：一禁晚入睡；二禁情激恐怒後入睡；三禁餐後即睡；四禁睏極方睡。

小兒睡眠病候有五：一有夜眠不安，徹夜翻覆，「胃不和則臥不安」也；二有夜啼多夢，或因於乳食積滯，或因於驚恐驚嚇；三有夜尿頻，不困睡者，責之於陽虛不化；遺尿困睡不易喚醒者，從遺尿論治；四有夜眠咳著者多寒，必治；五有小兒發熱之證每遇夜則熱甚，尤夾驚之兒更應慎之，熱至速、熱勢高，最易熱驚。

蓋因小兒睡眠，關生長，繫心智，養活力，護元氣，知病候，故為小兒醫、為父母者，皆當得小兒睡眠之道。

10. 小兒玩耍論

玩耍乃小兒天性，世人皆知。然而，玩耍關乎小兒健康，尤關乎心理健康。智力正常，心靈健康，社會適應性健康，如是皆與幼兒之玩耍相關，為父母、為小兒醫者，皆應知會。之所以小兒玩耍關乎健康，皆因玩耍涉及長體、學知、益智、健心。

長體者，增長身體，強筋健骨。

學知者，學習知識，習練生活。

益智者，啟迪智力，拓展潛能。

健心者，養心行善，關愛助樂。

小兒玩耍應動靜結合，不可偏執。凡孩子常有好動者，應多靜態之娛，如琴、棋、書、畫等；素多靜者，則多動態之娛，如武術、拳擊、出遊等。且孩子玩耍宜眾童戲耍為上，益於孩子之合作、交流、團隊之能力，是為健心之玩耍，如傳統遊戲，因其自然形成，更益孩子身心健康。小兒玩耍，宜娛學結合，玩耍中健心，玩耍中健腦，玩耍中交友，玩耍中教養，並在玩耍中學法、識險、自治。尤其識險，教導孩子在玩耍中辨識危險，避免跌仆金刃所傷，預防意外傷害。

11. 小兒避險論

小兒臟腑嬌嫩，形氣未充，神氣最為怯弱，肌膚薄筋骨弱，神智不明，視物不害，最易跌仆損傷，蟲獸為害，燙傷誤食，且遇害不能自解，故小兒險害最為常見。小兒意外之害常見多發者，多責之於父母教導不夠，或教法相悖，小兒意外之害最難避之。小兒意外之害跌仆損傷最眾，蓋因小兒行立不穩，平衡不濟，又急於探尋天地之奇景，故極易跌仆，且多為輕輕皮毛之損，並無大礙。然，若手持尖銳之物，或地物尖銳凸突，或高位跌落，凡此均易傷其大害，令殘令殞者不鮮。避險之道，則應令小兒無險之地多習多戲，練其筋骨，協其平衡，如是則不易跌仆，損害必亦少。父母必先於小兒玩耍之地，明辨有無險礙，之後方令小兒於此玩耍，勿令手持硬尖之物。

燙火之傷亦眾。小兒肌膚燙火之傷多責之燙火之物避放不當所致。其燙傷之物有沸水、沸油、熱食、燙器以及火災之害。規避之要必令熱物遠離小兒所及之處。尤其是熱食燙飯，孩子餓極，急尋急食，父母置滾燙飯食於不當之處，小兒尋食觸及，燙傷肌膚。熱燙之器亦易傷害，此器之熱不明不顯，最易為小兒觸摸，更宜謹慎。有年長兒喜玩燈火者，最易因玩耍明火，令火災傷害。

小兒車禍之害最易致殘命殞，尤其是大齡之孩，公路玩耍不知規避，忽行突變，車輛避之不及，故常為車禍。避之之道，則常由父母為師教導行路之法，辨危險之處，自幼行路有矩，避車有規，如是則知險避險，勿令傷害。父母行路無視規矩者，其小兒為車所傷害者亦眾。

小兒溺害，多見寒暑假期，學齡之兒，或下河浮水，或河邊戲耍，不識水性，入水溺害。避害之道，教化小兒遠離湖河深水，有觸及者，必於父母視觸範圍，以防不測。訓練幼兒熟知水性亦乃避險之法。

小兒蟲獸之害，輕則蚊蟲叮咬，膚紅癢腫，多為輕症自癒，凡此種種，可塗敷鹼水，以消毒性。而戶外奇景，毒蟲叮咬，或蠍蜈蛇毒，因毒性峻烈，極易危害性命。避險之道，辨小兒玩耍去處之險情，避蟲蛇出沒之處。小兒肌膚塗抹防蚊之劑也可有效規避。

小兒意外傷害，貴在教小兒識危險之物，別危險之處，辨危險之時，令其無害感觸危險之覺，如令輕觸熱物，使其不悅，知其危害，再後不敢觸摸。小兒好奇之心較甚，若父母常用「不」、「不能」、「不要」、「不敢」等訓語，反使小兒更加叛逆，好奇更甚傷害更易。

小兒誤食毒物，常發於誤食味甘或果籽等毒物，如曼陀羅之果籽，黴變之甘蔗，腐敗之乳食。誤食甘味重劑之藥物更為常見，故甘味藥劑，必置小兒不可觸及之處。

12. 學齡兒童考前易病論

臨證應診，常見學齡之兒每遇考前欲病，或已病，輕者臨考機體狀態失衡，研習不濟，影響成績，甚者令孩子無法完成考試。尤遇大考之機為多見。其臨床症候有四：一候倦怠乏力，心志渙散不濟；二候急躁易怒，煩悶厭學；三候納呆不食，頭昏不寐；四候便乾尿赤，易感易熱。因於此者，令孩子學無記憶，思考遲鈍，影響成績，甚者半途退考。有父母問之，何也？四候之狀，皆責之於父母！

一責者，父母關愛有加，使孩子飯來張口，衣來伸手，飲食起居，無微不至，考前更甚，如是令孩子倍感壓力，唯恐成績不佳，日日勞心，肝火旺盛，或勞思傷脾。何以避之？考試之期，父母宜少議教務之事，不使孩子心存壓力，飲食起居有常，使孩子起居自理，心靜恬淡，立以喜悅，無慮應試，若於此，反會發揮正常。

二責者，唯恐精微之食不濟，飲食過好過細，日日膏粱厚味，煎炸膏脂，令孩子脾胃緩滯，食積化熱，火熱內盛外達，則孩子納呆、便乾、尿赤、急躁煩悶。避之如何？每遇孩子考期，必自身心火旺盛，此時宜清淡五穀為主，少許禽蛋魚肉，輔以果蔬，使脾胃運化順暢，無亢盛之害。留得三分飢與寒，令孩子神清氣爽，無慮水穀精微之匱乏。

三責者，孩子因於壓力而心火旺，寐不足，如是則思考不敏，或因於久坐無動，氣機緩滯，食之無味，倦怠乏力，精力不濟，思不集中，故而成績不佳。如何？雖考期緊迫，也當令孩子勞逸結合，時時運動，舒緩筋骨，靜心養氣，如是則心志思敏。

四責者，每期考試，父母除膏粱厚味之外，每多予參杞，或保健之品，令孩子峻補無度，壅滯中焦，熱盛火旺，反易招致外感，引發感冒、乳蛾、肺炎、食熱諸疾。

13. 小兒六氣順應論

風、寒、暑、溼、燥、火乃自然之氣，人處天地之間，必受天地之氣，順之則無害。小兒之初生，必立自身之氣，長自身之形，其形氣具備必賴後天。獨立脾之運化，肺之宣降，肝之疏泄，心之血脈，腎之生發諸臟之氣。然小兒出生，亦賴天地之六氣所養，風、寒、暑、溼、燥、火必觸及小兒形氣之體，故小兒初生，應順四時，應六氣，順之則安，應時則壯。

故小兒之出生，育之六要：

一要初生之兒，不可過厚衣被。過厚則令日後不耐風寒。猶如暖屋之禾，纖弱不健，《幼幼新書》云「凡綿衣不得太厚及用新綿，令兒壯熱」。唯母乳、啼睡順其自然，驟異自然者，必為有疾不適，當細查之。褥養之兒，母嬰同室，其室亦當氣清、適溼氣、宜寒暖，不可太過，太過則不健，日後多病。

二要初生之兒，不可厚味飲食。母乳之齡當先予之，唯乳母不可過食辛辣、膏粱、厚味。乳液豐裕可哺之週歲。母乳匱乏者，應及時五穀之湯補之。缺乳之母久哺，令兒遲軟之疾。小兒飲食，不可早予厚重之五味，若非，必日後令飲食無味，厭食偏食，食之不悅。嬰兒新增輔食，宜清淡之味。

三要順春時。春乃肝木升發之季，如禾之春萌，生機旺盛，人之受天地之氣化生，亦順春生、夏長、秋收、冬藏之化生。故小兒之春時，宜多令出屋，天地之間戲耍，勞其筋骨，如是則情悅、胃開、骨長。是令，最益小兒之生長也。若遇軟弱之兒，春令調理亦當事半功倍。春之生長，調之更宜。然春時風氣當令，寒暖之氣乍變，最易感受風邪、疫癘之氣。故此令使小兒戶外，不可驟減衣被，戶外戲玩，隨手備衣，欲熱得汗時，薄減厚衣，靜息汗沒時，急更厚衣，不令大汗，不急驟減。《小兒衛生總微論方》云：「凡兒常令薄衣……薄衣之法，當從秋習之，若至來春稍暖，須漸減其衣，不可便行卒減，恐令兒傷中風寒。」

春令多寐，亦益生長。四要夏令當熱汗。夏節暑火之氣當令，此季萬物生長，物產充裕，小兒必生機蓬勃。然小兒此令當熱則熱，當汗則汗，不可令兒居之室四季如春，終日不得汗，如是必令日後不耐寒熱，體弱多疾。抑或因久貪生冷，傷及脾胃，而令小兒日後易生吐、瀉、滯、疳。

五要秋令適燥應寒。秋令當氣，宜令小兒薄衣，不可加之過急，如是可使小兒漸耐風寒之氣，歷練筋骨肌肉，令冬月少有感寒之疾。故《諸病源候論‧小兒雜病諸候‧養小兒候》云：「數見風日，則血凝氣剛，肌肉硬密，堪耐風寒，不致疾病。」秋令小兒多飲漿水，忌煎炸、膨化、乾果之食，必不令燥氣傷肺。

六要冬令調護有度。冬季寒氣當令，小兒常常厚衣蝸居，此為適宜。然不可有過，適度觸寒，亦屬必要。小兒居室不宜過暖，否則令肌肉軟弱，必致春月感觸。故小兒冬令，非寒風太過，宜引小兒出戶於外，適經風寒。雨雪之時，空氣清爽潔淨，此時戶外則更宜，唯暖護頸、腹、口鼻。冬令進補，精微收藏，以應春令之萌長。然小兒之冬補，仍應以熱、以軟、以少為要，否則極易積蘊食熱，反生疾病。

故，小兒與萬物同處，必生於天地之氣，適寒暑，應六氣，順之則安，不可避之太過。

14. 小兒四診總論

兒科診病者，與諸科同也，醫可以望、聞、問、切察患兒之外應，內測臟腑之所病也。望診者，以肉眼視而觀外應之神、色、形、態，以及諸排泄物以測疾病之法。聞診者，以醫者耳、鼻，辨患兒言談、呼吸、喘咳、諸聲息、氣味，為診病辨證之參。問診者，為醫與患兒或其家人以言談交流，轉知患兒病中之感受、疾病之終始、病史及治療諸情況，以之為診病法。切診者，以醫者觸捫患兒之肌表而知，總有切脈及觸肌膚腠理各部者。

然以小兒生理病理之殊異於成人者，故四診其用也有所不同。其聞診者，所查之範圍有限；切診並望診者，易因小兒啼叫哭鬧不能相配合致察而不明；問診者，以嬰幼兒有口無言，兒童之主訴亦未足採信以致受限。總而言之，四診皆有其局限。是故，兒科益以望、聞、問、切四診之合參為重，必集四診，合而分析，去蕪存菁，除偽存真，方做由表及裡、面面俱到之確診。

15. 小兒望診論

望診者，醫者以目察知病情。小兒肌膚嬌嫩，反應靈敏，凡外感六淫，內傷乳食，以及臟腑自身功能失調，或氣血陰陽之偏盛偏衰，易從體表及苗竅形於諸外，不易受到患兒主觀因素之影響，其反映病情之真實較成人更為明顯。然小兒啼叫哭鬧不能配合易致察不明。望診概有整體望診，望神色、望形態、審苗竅、辨斑疹、察二便、望指紋等。診斷多合於客觀故可信，然醫者望診之時，必使小兒安靜，於光亮之處，察全且有側重，心細且宜快捷，方能盡善。

望神

小兒望診重望神氣，即觀小兒精神狀況，以目光、神態、反應為望之要。常言小兒天真無飾，不隱其情志，不會無喜而言喜，或不喜而作歡喜之狀。小兒皆此，平日神足，甚活潑，若病苦則見精神之變，故神氣首定小兒不適，再知病之輕重，預知病癒與否。醫者望神氣以定病位之深淺。若精神怠則重，為病危之候。譬如，常病，治之甚簡，若突見神惰氣怠則當重視之。臨床曾遇糾葛，家長不知兩歲餘患兒低熱，為何收住院，家長甚拒，曰低熱安須住院乎？熱雖不甚高，神氣甚差，示病沉、病重，故收住院，遺憾其病速惡無救。以此明望診則首視小兒神氣以斷病之深淺。又有胃腸之氣壅滯，飲食停滯，氣機不暢甚，亦見倦怠神差者，當此之時，若小兒一吐一瀉，則神爽即癒，故吐下二法可用之。

望頭面

望頭面，先望色，分以數者。面上之顏色，乃臟腑氣血而發，顏色之紅黃青白，乃寒熱虛實之異。如《靈樞．邪氣臟腑病形》曰：「十二經脈，三百六十五絡，其血氣皆上於面而走空竅。」面色萎黃：常色為紅黃隱隱，然萎黃者其色黃而無澤，不潤，多為脾虛失運，氣血不榮；若面色枯黃，疳證多見，為氣血枯竭；若面目黃而鮮明，為溼熱蘊積之陽黃；若面目黃而晦暗，為寒溼阻遏之陰黃，初生兒多見，判是否為疾。久病見之，為病重或重疾。面色青，青者於鼻梁、眼眶、口唇之處，責之脾虛肝旺，多見驚風、寒證、痛證、血瘀證。面色赤，血盈面部絡脈故，赤甚，多為熱證，有實、虛、內、外之分。此當注意，小兒加衣被過暖，活動過度，日晒烤火、啼哭不寧等致面赤者，不為病，但須謹防，汗出或熱盛易犯賊風。實熱者，面赤腮燥，鼻乾焦，喜就冷，或合面臥，或仰臥，露出手足，掀去衣被。面色白，氣血不榮，絡脈空虛，多氣虛、寒證；若色蒼白者，多為陽虛或氣血不足。小兒面色黑者，為腎氣衰，每見於大病久病之後。水溼不化，氣血凝滯，主虛冷證、水飲證、血瘀證。王肯堂《證治準繩．幼科》曰：「夫嬰兒，唯察其面部必有五色，以知病源。人身五體，以頭為首，首中有面，面中有睛，睛中有神，神者目中光彩是也，隱顯橫衝，應位而見，以應五臟。」望頭面察病位所在，是故五部五色應五臟，如《證治準繩》〔錢〕面上證：「左腮為肝，右腮為肺，額上為心，鼻為脾，頦為腎。赤者，熱也；黃者，積也；白者，寒也；青黑者，痛也，隨證治之。」《小兒衛生總微論方》亦云：「左頰主肝，右頰主肺，額上主心，鼻上主脾，頤上主腎。色青為風，色赤為熱，色黃為食，色白為氣，色黑為寒也。」

望面色花斑，即白、黃相參，或為蟲病，欲藥去之，多無果，實多非蟲因，此須詳審，亦不可與膚病混淆，此多脾胃久不和，胃腸虛弱、積滯、厭食、疳證致氣血不充，面膚不榮，故多見花斑。吾認為面色萎黃、花斑，不可僅言蟲疾、膚病，多責之胃腸，小兒飲食不節，雜食無度，久傷胃腸，可令小兒面部花斑。積滯體質之小兒此面色之候常現。

審苗竅

臟腑之病，外現於苗竅，如《幼科鐵鏡．望形色審苗竅從外知內》曰：「五臟不可望，唯望五臟之苗與竅。」

望口唇。觀淡白、赤紅、潮紅、皸裂、乾燥。唇色淡白為氣血虧虛；唇色淡青為風寒束表；唇色紅赤，乾燥、皸裂者，多心脾積熱；唇色紅紫為瘀熱互結。

環口色青為驚風先兆；面頰潮紅，唯唇周色白，是丹痧之象；唇面乾燥，紅腫、皸裂，甚或出血，且眼結膜充血者，多為川崎病。

望鞏膜。鞏膜或見散在紅點，為出血，不皆以眼疾論，多為小兒疾咳、嘔吐劇作，壓力暴增使然，不為血疾。此出血點可自漸消。鞏膜黃染，見於黃疸，當四診合參以別陰陽。

望口腔。黏膜色淡為虛為寒；黏膜色紅為實為熱。口腔破潰靡爛，為心脾積熱；口內白屑成片，為鵝口瘡毒。上下臼齒間腮腺管口紅腫如粟粒，摩腮部無膿水出者為痄腮，由外感時疫得之。若頤頷處有膿水出者為發頤，此多由於邪熱毒壅結，經絡阻滯，熱盛肉腐化膿所致。

望二陰。若肛周潮紅靡爛，為溼熱下注或久泄者，或肛周溼疹者。若肛門赤甚，此乃內熱盛。女童前陰若見潮紅搔癢，亦見溼熱下注，或蟯蟲之患亦現同候。

望咽腔

必查咽腔赤紅與否，有無潰瘍，有無膿瘍；喉核腫大否，喉核紅赤否，有無膿點膿斑。如皰疹性咽峽炎，上顎黏膜見潰瘍、充血、水腫，故診之。手足口病亦可見此候。

外感之時咽紅多風熱，色淡多風寒。咽皰疹色赤，為外感時毒；咽濾泡增生，為瘀熱壅結。乳蛾紅腫，為肺胃熱結；乳蛾溢膿，為熱壅肉腐；乳蛾腫而不紅，肥大，多陰傷瘀熱未盡或肺脾氣虛不斂。咽喉有灰白偽膜，拭之不去，重擦出血者，為白喉，現今罕見。

望齒齦。齒為骨之餘，齦為胃之絡。齒衄齦痛，為胃火上衝；齒齦潰爛不癒，口味臭穢者，多為牙疳；大凡齒齦反覆衄血，漸甚者，當辨血病，如再生不良性貧血、白血病等；寐中磨牙，為肝火內亢，或脾虛積滯，或蟲積。

望舌

淡紅舌為常。舌質淡白為氣血虛虧；舌質絳紅為熱入營血；舌紅質乾為熱傷陰津；舌質紫暗為氣血瘀滯。舌起粗大紅刺，狀如楊梅，稱楊梅舌，常見丹痧。舌體瘦，往往見於大病久病，或病之極期，譬如油燈，類燈油將竭也。

望舌苔者，察舌苔之色變，有黃苔、白苔、灰苔、黑苔，察舌苔之厚薄，視苔質之粗細，即觀其粗乾、細膩與否。舌苔白膩為寒溼內滯或食積內停；舌苔黃膩為溼熱內蘊或食積化熱。舌苔花剝，經久不癒，狀如地圖者，為脾胃不和，或少有氣陰不足。舌苔厚膩垢濁不化，伴腹脹便祕者，謂「黴醬苔」，為宿食內停，中焦氣滯所致。小兒舌苔易為色物所染，望舌苔之色異者，當辨小兒是否染苔。如食巧克力，則發黑發灰；食橘橙，則黃染。小兒常以藥食染苔，如食橄欖、烏梅、鐵劑等致黑苔等。小兒舌苔極易為色染亦屬異常，多為膩、厚、粗苔更易染色也。

望舌苔之有無。常舌為薄苔。舌面光亮無苔，見於熱盛傷津，或大病久病之後；花剝苔亦有別，若苔處薄厚不等者，當從色、質等辨之，治則不同。若地圖舌之舌苔厚且膩，為虛中挾實，治當補虛兼祛邪。

舌苔之狀，顯胃腸之態。譬如，若小兒舌苔忽見白、厚、膩皆甚者，此患兒多為食積，欲病先兆，易發外感疾患。故見此當急解之，若不解，小兒輒易病。發熱兒，舌質紅、苔白厚膩者，則祛邪並消食導滯，積滯不除，外感難癒。如一兒見腹脹，視舌質舌苔，見舌紅苔厚膩，小兒多見急高熱。譬如，痰熱咳嗽伴見苔厚膩者，必消食導滯，先治積滯則為本，蓋因肺與大腸相表裡，濁氣不降則肺氣不宣，故不可僅宣肺止咳，必兼消食導滯，其本不解，表疾難癒。

望五臟之餘

望齒之榮潤。齒常乳白色，潤澤。若齒不榮，或有色黑，譬如齲齒，或有質枯，如死牙死骨，或色黃，或齒疏、稀，齒縫大，或齒形如鋸。齒之變，當從脾胃視之，多為脾胃氣虛日久，化生不足所致。古人常將齒與腎連繫，腎主骨，齒為骨之餘，故喜治以補腎、壯骨。實因小兒脾胃不和，不良習慣所致，宜調脾胃，調飲食，促健運，使其榮長。如《慈幼新書》云：「齒齦，上屬足陽明胃，下屬手陽明大腸。而其為病也，責胃居多，但所傷有胃血胃氣之異。」

望髮，髮質榮潤否。髮之不善者，如白、黃、細、疏、軟、脫、枯及穗。髮白者，有散在之白、片狀之白。脫髮，小兒髮落較多。如易感兒，肺脾氣虛，不榮則髮不養，當勿輕補腎，培土生金，營衛相合，少患疾故癒。吾以為脾胃運化失職，積滯日久，均可令髮不榮。初生兒，髮有微細軟黃，整體佳，則勿多意，隨年歲之大則向癒。

望爪甲之榮潤，望爪甲之脆薄否。小兒爪甲易劈折，或裂紋、裂縫，或爪甲剝層。斷裂者，爪甲先存深橫紋，隨甲長致循此橫紋斷；爪甲白點白斑，多脾胃不和，氣血不均；枯白，爪如枯骨，無光澤，氣血失榮；嗜甲者，爪甚禿，短而參差。吾以為爪甲不榮者多責之於久病，脾胃虛久、疳證、嗜異證所致，散其注意力，調脾胃以解，非補鈣及維生素類。

望皮膚

望皮膚，望顏色、粗細光亮等。譬如，小兒久疳，膚色乾黃或蒼白，或魚鱗狀，或脫屑甚。

望皮疹，辨其異同。若隱於皮，常點大成片，不高出皮面，壓之不褪色者，謂之斑；點小量多，高出皮膚，壓之褪色者，謂之疹。斑疹在兒疾多見時行外感，如麻疹、奶麻、風痧、丹痧、水痘等。亦見於內傷，如紫斑。溫病熱入營血，則其斑大小不一，色鮮紅或紫紅。疹有皰疹、丘疹，以疹內存液與否分。皰疹多見於水痘、膿皰瘡諸疾。丘疹見於麻疹、幼兒急疹、丹痧、蕁麻疹等，可參問診別之。

16. 小兒聞診論

聞診者，概有視聽，即醫者以聽嗅察患兒所發聲音與氣味。《景岳全書．小兒則上》曰：「聲由氣發，氣實則聲壯，氣虛則聲怯。故欲察氣之虛實者，莫先乎聲音。」聞聲音即聽小兒之啼哭、呼吸、咳嗽、言語等，可辨疾病之寒熱虛實、外感內傷；嗅氣味即嗅小兒口氣、大小便之氣味等，依據氣味之出處，可辨疾病之病位病性，推病之預後演變。

聞聲音

聞咳聲，助辨表裡寒熱。如咳聲之清濁別風寒咳、風熱咳、風燥咳。咳聲不揚者為肺氣失宣；劇咳、連咳、咳兼喘憋者為肺失肅降或肺氣閉塞；乾咳無痰，咳聲嘶者為燥熱傷津；咳聲嘶如犬吠者，須防喉風、白喉類疫毒攻喉；久咳聲啞者，為肺陰耗傷；久咳聲輕無力者，為肺氣虛損；呼吸微弱，咳聲無力，為肺氣欲絕。

聞喉鳴音，可見喉頭水腫、急性喉炎之類。咳喘時發哮鳴音者，可聞「絲絲」之音，此多見小兒細支氣管炎，亦屬喘憋肺炎，兩歲以下幼兒多見；若聞喉中痰鳴音者，為外風引發伏痰，風痰阻肺，發為哮鳴，初發者應及時調控，治其標，隨後調體質固本，防止變生哮喘。小嬰兒喉痰久留不去者，多為肺氣已傷，痰溼未盡，不妄診為喉軟骨發育不良。

聞呼吸、心跳。今醫者藉聽診器，聞呼吸、心跳者眾。常兒呼吸均勻調和，心跳均勻節律。聞呼吸包括小兒呼吸頻率之快慢、氣息之強弱粗細、呼吸音之清濁等，如異常呼吸音，可聞及音粗、痰鳴音、乾溼囉音等，判痰之成無，判病位所在。

聞肺中溼囉音之多少、大小可助判肺炎喘嗽之病程演變，若細小水泡音漸變為大水泡音，示漸癒之候，反之，示為病進。水泡音多而密者，提示病甚，反之稀而少者，病輕。聞心音、心率、心律等，判斷心主血脈、藏神之功。聞有無先天之疾，若疾者，應測其預後，適時手術。

聞兒之鼾音，判眠時呼吸通暢否。若乳蛾反覆日久、腺樣體肥大，阻礙氣道，氣機不暢，於夜常作打鼾；鼾甚者，氣息暫止，短暫而不自覺，然久必傷五臟，或見唇厚，口乾，唇燥，口齒畸形，甚或影響心志。多夢之兒亦打鼾或囈語；若睡姿不適，易發鼾聲，更換姿勢，則鼾聲自消。然此皆以問診獲取資訊，非醫直聞之，為家長察之後述於醫者。

聞哭聲。兒不能詳言，哭多訴之。小兒之啼因蓋有數端，一者不快、不適；二者疼痛、搔癢飢餓；三者本能；四者情緒。正如《育嬰家祕》云：「小兒啼哭，非飢則渴，非癢則痛。為父母者，心誠求之，渴則飲之，飢則哺之，痛則摩之，癢則抓之，其哭止者，中其心也。如哭不止，當以意度。」尋哭之因，知兒何故。如新生兒初離母腹，則發響亮啼哭，此為新生兒之本能，然肺氣始作。如新生兒期，不啼者多為病也，見不啼，或少啼，初生不啼者，乃屬病態，必急治。

嬰兒亦多啼，平素哭聲清亮而長，並有淚液，無他症者，屬常也。嬰幼兒有諸不適之啼，如衣被過暖、過涼、口渴、飢餓或過飽、欲睡、欲求撫抱、裹厚妨動、尿溼浸膚、蟲咬、受驚等，祛其因則哭止。若疾病之哭，聲音有力者多為實證；細弱無力者多為虛證；若小兒忽然大啼作聲，哭聲尖銳驚怖者多為劇烈之頭痛、腹痛等急症；哭聲低弱目乾無淚者多為氣陰衰危之證；哭聲尖銳，陣作陣緩，傴僂曲背，多為腹痛；哭聲響亮，面色潮紅，當審發熱否，察其病本；哭而驟止，時作驚惕，須防驚風發作；吮乳進食時啼哭、拒食，可為口瘡，或咽喉腫痛；啼哭聲嘶，或如犬吠聲，呼吸不利，謹防咽喉急症。

夜啼，指白天如常，入夜則啼哭不安，或每夜定時啼哭，甚則通宵達旦。小兒多夜夢、夜啼，此多責之胃腸功能有恙，以「胃不和則臥不安」，調和脾胃，機體舒適，夜啼則癒；或受驚嚇，怯懦體質、高敏體質有關。或哭聲綿長，抽泣呻吟，為疳證體弱；或哭聲極低，或喑然無聲，須防陰竭陽亡。如「《萬全方》小兒啼叫方論：小兒有驚啼、有夜啼、有軀啼」（《幼幼新書》）。小兒哭聲應辨別陰陽緩急寒熱虛實，以洪亮為實證，哭聲微細而弱為虛證；哭聲清亮和順為佳，哭聲尖銳或細弱無力為重症。

聞磨牙聲。吾以為夜間磨牙頻作，夜眠不安者，多為積滯或晚食過度。聞腸鳴、矢氣。腸鳴又稱腹鳴，胃腸氣機之聲響。矢氣俗稱「放屁」，是腸中氣體由肛門排出時發之聲響。若腸鳴音著，無矢氣者，謹防腸腑瘀閉，成急症。如聞小兒腸鳴漉漉作響，此多於腹瀉患兒，亦即腹中寒者，多以腹部受涼故。正如《靈樞・雜病》曰：「厥，而腹向向然，多寒氣，腹中穀穀，便溲難，取足太陰。」聞腸鳴、矢氣助辨臟氣之虛實、邪氣之寒熱、腸腑之通順。

聞氣味

聞口氣。口為胃之通道，胃氣上熏，發為口氣。口氣臭穢，多屬腸胃之熱鬱蒸，濁氣上升。口氣臭腐，牙齦腫脹潰爛，則為牙疳；口氣臭穢，噯氣酸腐，多為傷食。口氣者，為疾病之先兆，可測欲病之吐、瀉、滯、疳，或將發外感之熱、咳、痰、喘，細心留之，可知其欲病，及時防治。口氣腥臭，見於血證，如齒衄、胃內出血；口氣腥臭，咳吐濁痰夾血，則為痰熱壅肺，鬱而成膿之肺癰。

如聞口臭，常發不消，酸腐穢氣，晨起較著，若甚者晝亦得聞，此氣乃出於胃腸，而非源於口，不能以刷牙漱口改善，此多屬傷食積滯，久之不去，必見吐、瀉、滯、疳之患，視胃腸有恙，當調脾胃；若近日偶發口臭著，知欲病之勢，防患於未然。聞嘔吐物。嘔吐是胃失和降，氣逆於上之表現。氣味酸腐而臭，多傷食積滯。

胃納水穀而脾化之，小兒宿食不消者，氣逆而出。兒初不知撙節，胃之所納脾氣不足以勝之，故易食積，又復飽食攻擊胃腸，胃不納，故致嘔吐。若食在胃之上口者，易吐之，食在胃之下口，易瀉之。如《幼科釋謎・食積吐瀉》云：「脾經積滯未除，再為飲食所傷，不吐則瀉，不瀉則吐。」初嘔者，不宜止，止嘔易關門留寇、留邪於內，吐則積消，病根自除。《證治準繩·幼科·吐》云：「（曾）論吐之原，難以列舉。有冷吐、熱吐、積吐、傷風嗽吐、傷乳吐，其吐則同，其證有異，各述於後。冷吐，乳片不消，多吐而少出，脈息沉微，面白眼慢，氣緩神昏，額上汗出，此因風寒入胃，或食生冷，或傷宿乳，胃虛不納而出。」然臨證中，傷食致嘔吐者眾。

聞大、小便。大便氣味有酸臭、穢臭、腥臭等。若澀臭，類於氨氣，胃腸中宿食腐熟有異故也，多飲食不節、傷食積滯；若下利清穀，臭味不著，多脾腎兩虛。聞小便，若尿臊味甚，多示熱盛並積滯，引而溼熱下注；小便清長少腥，多為脾腎虛寒。前陰氣臭者，女嬰易患，蓋因生理之異患之，多屬溼熱下注。若見濁物者，屬溼熱蘊久，敗血腐肉，更甚。尿、汗為黴臭味，或鼠臭味，為苯酮尿症，乃染色體異常所致，早發現並干預，可避免惡變。此非醫者直聞之，乃聽家長聞後述之，亦可歸於問診之範疇。

聞鼻氣、耳氣。聞鼻撥出之氣，若覺有臭味，伴鼻氣熱，甚或熏手，此為內熱盛者，或外感熱毒，或發熱重症，多見時行之邪感染患兒；若鼻出臭氣，涕濁不止者，為鼻淵證，亦可見鼻窒、鼻鼽等諸疾，蓋不能僅診治於鼻竅，必整體辨證論治，治病求本。聞耳氣，小兒哭鬧、抓耳，又聞得臭穢之氣，多為膿耳證。

聞診，即透過診察患兒各自異常的聲音、氣味，來推斷疾病之寒熱虛實、臟腑之氣血盛衰、邪氣之性質盛衰演變，如是方詳得病情。

17. 小兒問診論

醫家以幼科為最難，因嬰幼兒有口無言，其疾痛不能自述，年長兒亦往往不能信訴，故醫者多透過與其家人言談交流，轉知患兒病中之感受、發病之始末、病史及治療諸情況，以助診病。然家長往往揣度，或誇大病情描述，或忽視患兒病變先兆，不實者眾。故問診必慎辨所言，注重問診之技巧，以達問診所圖。如大便本應望診獲知，因時間地點受限，臨床實多以問診而知。正如《醫宗金鑑》言：「望色只可以知病之處，非問不足以測病之情也。」問診之關鍵：問何人，如何問，問什麼。小兒問診，診病辨證之要術。

問何人？當明所問，應問準。被問者首選小兒之監護人，與小兒生活日日密切之人。小兒看護之人眾，然就醫代訴者寡，或代訴者與小兒非最相關之人，均致問候不確。問小兒之眠，當問常伴兒寐之人。復如晝日情況，小兒晝於幼兒園，監護人應知園中情況，當詢知園中監護人，轉而告於醫者。問進食，當問常伺小兒飲食之人，非平日不知小兒膳食之人。若挾小兒就醫乃其父，平素育兒乃其母，若獨問其父，即不得病之候。總之，問何人，應為與兒生活密切者，問與其症之相關者。攜小兒就診者，應詳細了解小兒之整體情況。餵小兒服藥者，應詳知醫囑，由專人伺餵，以防大意致誤。

如何問？問診之法，欲問諸證，當明症之要數，症須辨數發或偶發，頻率可測病之輕重，概不可一問而解。如欲知小兒口臭否，當問其數、其程度。家長回饋多簡，僅言其臭或否，然偶發與常發實異，偶發或為常，常發則病。家長欲就醫偶嗅小兒口氣，平素並未在意口氣存否，此不當辨病之有無。問症，須問起於何日何時，有何誘因，近日症狀或平素症狀有無異，異作何？以知欲病之勢，病前之態，知病因，對因施治。譬不欲進食者，當問時久，推病程長短，知其中之異，辨證之虛實。問症，當知症狀之異，如問咳嗽、問咳嗽之輕重、咳聲之頻率、咳之兼症、咳隨時間之變化等。問診，應詳問要症，問而知之，以助明確診斷。

問什麼？凡診病者，先問何人，或男或女，次問病起於何日，初生之況，再問其嗜欲，以知其病。正如《素問‧三部九候論》云：「必審問其所始病，與今之所方病，而後各切循其脈。」據臨證時出現頻次之眾寡，症情之緩急，詳述臨床問診如下：

問病之源。《醫宗金鑑‧四診心法要訣》云：「問之之道，亦所當知也……問其因而得其情也。其要在視其五入，即可以知病情之起止也。」問家長可知病之由否，如問家長大便常否，當問是何起因，助其回憶兒病前之異狀，回尋病因，為辨證奠基。

問飲食。小兒病因，因於外感或乳食者最多。若單問家長平素是否喜食零食，或過食，直日不食，多不準。譬如小兒偷食，或他人餵食，不能確知。問法要準，問小兒進食何如，食零食否，此皆問明，追根問底。「百病多從口入」，醫者若問飲食或為遺漏，則易判斷失誤。如發熱伴苔厚、腹脹、嘔吐等證，問小兒昨日食何物，家長不知，再詳問，乃憶冰箱有寒食不見，小兒偷食之，果有病矣。問偏食者，亦當詳審、準確。問夜奶，「胃不和則臥不安」，夜奶損脾胃，今人多為之，醫應告誡。飲食之問，應準確求知。

問發熱。須規避小兒因哭鬧、運動、初醒，此時體溫易稍高於常。預知熱之高低，應以小兒安靜平穩時測量為準；其必測度體溫，應以醫者所法矩為是，其家長定身熱高，多誇大其熱勢。問症時，當排除干擾之因。

問大便。大便乃示小兒病之重要資訊，醫者多不能及時察之，可依問診而轉知，當思其準確與否。譬如，問大便之色何如，若家長不知何以述辨便色之深淺、大便之形狀、便質之軟硬，醫者當教述，如問大便色黑否？綠否？白否？黃甚否？問之時當用喻比之法，使家長與其所見之狀對比，後獲準確資訊。若單問大便常否，其多答常，此問非取信之法，取效甚差。此當詳問大便之性狀何如？家長以目中為常，於醫之觀或為異。若辨大便困難，不能詳述，可以拍照作圖視，供醫者參考，或其他望而難述者，均可作圖視。問大便之性狀、數量、次數、氣味等。大便之狀有異者，乾結，前乾後溏，黏膩便，伴見黏液、奶瓣，或有泡沫，有血絲，或柏油樣便。小兒柏油樣便者未必腸中出血也，或藥物、食物所致，此類資訊不能概括，以問診而得，當追問其因。若大便稀，次數頻、便量增為泄瀉，兼黏液，氣臭穢，為溼熱蘊結腸腑；兼泡沫，多風寒溼滯大腸；兼奶瓣，氣酸臭，多乳積泄瀉；兼未消化食物殘渣，臭穢如敗卵者，多傷食積滯泄瀉；色淡不臭或腥臭，食後作瀉者，多脾虛食泄；便泄赤白黏凍，裏急後重者，多溼熱下痢；大便色灰白不黃，多膽道阻滯所致，必發為黃疸。

問小便。問小便之性狀、尿量等情況。若小便清長量多屬寒，蓋有外感寒邪或陽虛內寒；小便色黃少為熱，蓋有邪熱傷津或陰虛內熱;尿深黃，為溼熱內蘊;黃褐如濃茶，見溼熱黃疸。

問鼻候。此雖應望診獲之，實多以問診而知。如有流涕，問其涕色為黃、濁、清。清涕者，多外感風寒；黃濁涕者，多風熱之邪；衄血者，為肺熱迫血妄行或燥熱傷肺所致；鼻孔乾燥者，多燥熱傷陰。譬某兒涕流黃稠者，當問此晨起之涕或日常之狀，若晨起有之，後愈流愈清者，以隔夜涕蓄熏為黃故，偶為之不應按黃涕辨證；晨尿黃者亦然。問詳而辨證之寒熱、陰陽。此皆問診之技巧耳。

問睡眠。問小兒眠之狀，睡中安寧否，有無驚惕、驚叫、啼哭、磨牙、多夢、噩夢等。少寐多啼，常為心火上炎；多寐不寤，常為氣虛痰盛；寐中露睛，多為久病脾虛；睡中磨牙，多為胃火內盛或積滯；寐不安寧，多汗驚惕者，多見於心脾氣虛，或佝僂病；多夢、噩夢者，多為小兒情志所傷暴受驚恐，或心神怯懦、神失所養而致，當問之白天之所見、所遇之事。兒之夜眠，由伴眠者察之，伴眠之人方知之眠。

問服藥。醫者應知服藥之況，詳問其餵藥之人。臨床上遇兒就醫效微或差，甚或病情惡化，藥證相對，醫不解惑。應詳問服藥情況，餵藥者何人，有無過失？譬如重複餵藥，若藥毒性重，其父餵藥，其母不知，復又餵之，易發變疾。蓋餵藥應專人司其責，必審慎。又如兒之藥多味甘，小兒無知，常誤貪食，易藥物過量克伐正氣，甚發病變。曾遇一患兒，中毒症狀，追究原因，查其用藥，原藥者誤配洋金花為款冬花，病危。藥物安全，醫當叮囑，家長謹慎，以防誤服。問服何藥，如何服之，與醫囑相符否；問其依從性，是否按時依量服藥，用藥之效，如在《疫疹一得》中有昏憒呃逆治驗案，因未按證服藥致惡終。家長餵兒藥誤錯，複診未言，易使醫誤判，耽誤病情。此外，問診之時，複診患兒，更須再問飲食、起居、禁忌，多以此知藥效善否。

問疾患。如問感冒，問其頻度，問其症狀，問感冒主候次候，咳嗽或發熱，治療經過，痊癒時間。譬如，平素感冒，偶發，三兩日即癒矣，或久不癒者，此助辨小兒體質，如上均應詳問知之。

問身高、體重。如近半載患兒體重增長善否，應以標準測量法為度。若不善者，首思與腸胃病疾有關；若為常患疾之兒，邪勝傷正，當預防患疾，增強袪邪抗疾，輔助正氣治其本，調護適宜，防疾助長。

問診，如明代醫家張景岳曾創「十問歌」，認為「十問者，乃診治之要領，臨證之首務」。一次成功的問診（仔細的和系統性的），實在可以看作是對疾病發生發展過程的一種全景式的動態觀察。正所謂問中有望、問中有聞、問中有切。明斯診道，問病根源，問而言審，可以萬全。望、聞、問、切四診合參識病之要道。

18. 小兒切診論

切診者，醫者以手觸按病患兒膚表而察其裡。切診分為脈診、按診。切診手法多端，據所察之人，所察之處之異者，以知病情，凡有觸、摸、劃、敲、壓等法。

按診

按診者，醫以指觸按病患肌表，以知其寒熱、潤燥、軟硬、壓痛、腫塊諸變，以辨病位、病性及病之輕重諸狀之法。按診為切診諸法之要，可確望診之所見，可明問診所施之處，尤為診脘腹病者之要。具體手法及其用分述如下：

摸法者，醫者以指掌少力尋撫，知肌表之患。觸法者，醫者以指掌輕觸病患皮膚，觸、摸兩法並用，故並稱觸摸。多用於探痰核、瘰癧、包塊、硬腫之形質、大小、皮膚肌表潤燥涼溫。若患兒皮膚粗糙、乾燥、脫屑、皸裂，甚或魚鱗狀者，多責之肺脾氣虛，脾胃失運，脾不升清，氣血失榮，津液不充，肌膚失濡，疳積證輒見此；新發者，或小兒大吐、大汗、泄瀉，致陰精傷脫，肌膚失潤，是法常以助辨津傷液脫之輕重。醫以觸摸度患兒額頭、太陽穴肌表熱涼，判其熱否；觸摸腹部、手足心測其涼溫以知病之陰陽、寒熱，病位之表裡。腹部觸熱者，夫腹熱兼手足心熱多為積滯蘊熱證或內熱旺盛證，《幼科釋謎》云：「鼻下赤爛，頭癢溼癢，五心煩熱，掀衣氣粗，渴飲冷水，煩躁臥地，肚熱腳冷，潮熱往來，皆熱疳也。」腹部觸涼者，為中寒、陽虛，乃寒氣鬱結中腹；手足不溫，而腹有熱甚者，此為熱邪內盛，深伏於裡，阻礙陽氣，雖身熱燙手，反手足愈冷，所謂「熱深厥亦深」，此真熱假寒證；若腹中及手足皆不溫者，多責陽虛。四肢厥冷，又名四逆證。

壓法者，指掌著力覆於體表，逐步用力下壓之法，以知體表之張力、彈性、厚薄，深按以診機體深部臟腑組織異常，並知壓痛存否。小兒腹宜軟、溫、柔和，按之無脹無痛。若左脅下觸及痞塊，屬脾腫大；右脅肋下可按及痞塊，屬肝腫大，歸屬中醫之症瘕積聚，多為大病，黃疸久兒亦可見，無論何證而見，皆示病勢重；腹痛喜按，按之痛減者，多屬虛、屬寒；腹痛拒按，按之痛劇者，多屬實、屬熱，食積常見。水腫病，按腫處以分陰水、陽水；肌膚腫脹，按之隨手而起者為陽水；按之凹陷難起者為陰水。嬰幼兒，按前囟以觀顱腦、察津液盛衰。蓋當度囟門之滿凹。小兒囟門逾期不閉者，為腎氣不充，發育欠佳，當排除先天變疾；囟門應期不閉，反開大，頭縫解離者，為解顱。囟門內陷者，名曰「囟陷」，常為液虧，陰傷欲竭，如王肯堂在《證治準繩·幼科》曰：「小兒病而囟陷，其口唇乾，目皮反，口中氣出冷，手足四垂，其臥如縛，掌中冷，皆不治。」囟高凸出者，張力如鼓者，名曰「囟填」，常為熱熾，肝火上炎，多顱腦重症危候。如《幼科指南》曰：「囟門腫起者，蓋因乳哺無度，或寒或熱，乘於脾經，致使臟腑不調，其氣上衝，為之填脹腫突。」察顱囟，囟隱則冷也，陰證多見；腫則熱也，陽證多見。

敲（叩）法，又稱叩擊法，醫者以手叩身，使之振動，可生叩音、波動或振動之感，據以察病。叩法有直接或間接法。直接叩法：醫者以指手直叩其處；間接叩法：醫者以左手掌貼患兒肌表，右手叩左指背，隨叩隨聽聞殊異叩音，並問叩擊之所感，以測病情。腹中脹滿，叩之如鼓者為脹；叩之聲濁，身移聲變者為水臌。鼓腹有聲，查腹脹否。腹脹有兩者，一曰鼓音，主腹中氣脹；一日實音，主患兒腹中氣少，此乃實脹，敲之撫之，觸之堅實，皆為腸不腐熟，積滯內留，患兒必矢氣少。腹脹為欲病先兆，醫者或家長當及時察之，可防病於未患，亦可助醫診病。吾常注重患兒腹部切診，以為小兒脾常不足，易致食積。小兒脾系病，因於食積者，或兼食積者最眾；若患兒未發熱而腹脹甚，欲熱不遠矣。或有家長經驗豐者，若見腹脹，預知兒將病，以控代防，少發為病。故應晨起常切診兒之腹，欲判病之將生，欲病先阻，病少生也。查腹脹與否，亦指導臨床遣方用藥。如小兒高熱，並見腹脹者，若腹脹不除，則患兒熱勢不降，或退而復熱；咳嗽亦然，兼腹脹者，則宜消食導滯理氣為主，宣肺止咳為輔，濁氣不降清氣不升，濁氣降清氣自升，反之咳不癒；病腹瀉者，患兒或瀉甚，若見腹脹存焉，宜理氣導滯者治之，此通因通用之法；若小兒病腹脹者，納差不運，形體消瘦，喜揉喜按，通之脹甚，疳積患兒多見，此為虛脹，應益補開塞。眾醫見利則止利，多用收斂之法，腹輒益脹，此為閉門留寇，反生變疾，仍當消食導滯取效。故腹部切診為小兒診病之要術，醫當研習。

劃法者，亦屬切診，即以爪甲於患兒四肢、腹背等處之皮表輕作劃痕，後繼觀劃痕之顯現、之消退以度患兒皮膚反應，辨肌膚高敏與否。輕劃皮表，即見劃處紅痕早現，久不消滅，或為小兒皮膚高敏。以此察兒，若見如此，問之平素蚊蟲叮咬後其起疹較著否。若小兒常如是，被蚊蟲叮咬，速見紅腫連片，或起疹為腫硬紅大，甚或大如鴿卵。劃此兒皮膚，其應迅烈，此屬內熱血旺，熱迫血現，皮膚高敏反應所致。吾以為若小兒抗生素多用，其亦歸屬邪毒，久用傷正，營衛失和，亦致皮膚反應失常。正氣傷，衛氣弱，營衛不和，虛邪賊風犯之，致皮膚高敏。小兒何故常病疾，或小兒病則常易發壯熱，或小兒病則善發嗽，或善發瀅瘡，諸如此類，各有其好，因體質異故。

脈診

小兒脈診異於成人。三歲以上方才診脈，甚於十歲以上時，則參成人脈診法則。小兒不能控其情，易驚啼，驚則氣亂，氣亂則脈無序，故不可明診。又身體異成人，且脈口處短，不可區分寸、關、尺三部，故診小兒脈效微。若年長患兒，可捫而診脈，用一指總候三部之法，概有浮沉遲數有力無力也，以辨陰陽、表裡、寒熱、邪正盛衰。病位淺在表則脈浮，病位深在裡則脈沉；病性屬寒則脈遲，屬熱則脈數；邪氣盛則脈實有力，氣虛則脈虛無力。小兒脈和，較長細而數。年愈小，脈愈疾。若夫以動、啼等而脈速，不可辨作疾。如《醫宗金鑑．幼科雜病心法要訣．四診總括》曰：「小兒週歲當切脈，位小一指定三關，浮脈輕取皮膚得，沉脈重取筋骨間……表裡陰陽虛實診，唯在兒科隨證參。」

較之脈診，夫小兒體內之變，舌質、舌苔更能映照其疾病狀態，無論患兒長幼，皆可觀之。年幼患兒，外脈不應其變，當重辨形色、審苗竅，尤以舌診為重。凡病之陰陽虛實，小兒診脈難詳知，唯臨證時合望、聞、問三者，細為參考，可助診治。

脈診後，切其手心。醫者左手魚際，測患兒右手心；再右手魚際，測患兒左手心。一察手心有汗或無汗，有汗多熱多實；二測手心有熱無熱，手心熱多熱盛，手足日久不溫多陽虛。四診合參辨之。

19. 小兒外感致病論

小兒外感之疾，常見多發，占之六七。所謂常者，易發也；所謂多者，頻作也。頻作必致正虛，正虛則令兒頻作，互為惡因。小兒外感之疾，皆因感觸六淫所致。外感易積滯，積滯易外感，故小兒肺系、脾系諸證占之臨證八九。為小兒醫，知因於外感，不明乳食者，必令臨證效驗大半。

小兒外感之疾，六淫為患，不外風、寒、暑、溼、燥、火，尤以風、寒、燥、火為患最易。小兒肺臟嬌嫩，肌膚薄，藩籬疏，加之寒暖不能自調，故風寒易犯上襲表。燥火之邪為患，則多責之於小兒素有熱盛，最易化火。又因肺之嬌嫩，易招燥邪傷害，故燥火傷肺之候不鮮。然小兒機體柔弱，易風寒，又易化火，臨證中寒包火證，外寒內熱證居多，臨證難尋單一致病者，不可不知。

小兒六淫致病與成人有異，為醫小兒，最應先明。一曰六氣不及。如當寒不寒，當熱不熱，其致病多令小兒腠理疏鬆，衛外不固，故雖為六氣，亦易成淫致病。小兒調護過慎，如衣被過厚、冬暖夏涼有過，均可同理致病。《嬰童百問．護養法》中引巢氏云：「小兒始生，肌膚未實，不可暖衣，暖甚則令筋骨緩弱。宜頻見風日，若不見風日，則肌膚脆軟，易得損傷。當以故絮著衣，勿加新綿，天氣和暖之時，抱出日中嬉戲，數見風日，則血凝氣剛，肌肉硬密，可耐風寒，不致疾病。若藏於帷帳之內，重衣溫暖，譬如陰地草木，不見風日，軟脆不任風寒。又當薄衣，但令背暖。薄衣之法，當從秋習之，不可以春夏卒減其衣，否則令中風寒。所以從秋習之者，以漸稍寒，如此則必耐寒，冬月但著兩薄襦，可耐寒，若不忍見其寒，當略加耳。若愛而暖之，適所以害之也。又當消息，無令出汗，如汗出則表虛，風邪易入也。」

二曰六氣太過。小兒六氣太過致病，多責之於父母護理不當，使兒避之不及，多見年長兒為患。若是六氣太過，父母當隨變調護，應時避讓，如是則無害。暑、寒二氣太過最易致病，若吐瀉，若外感。氣盈衛固，肉強骨堅，素有運動者，少病。

三曰非其時有其氣。此六氣淫變致病，無論大小，均易為患，蓋因小兒形氣未充，臟腑嬌嫩，稚陽不能應其變，稚陰不能應其損。故突發其氣，令機體不能隨其變而病。疳乾血虛、大病久病者發病最危。

小兒疫毒為患眾於成人，皆因成人多歷小疾，正氣存在，故邪氣少干，小兒則反之。小兒外感之機最易食滯。

20. 小兒過敏論

小兒過敏，蓋指小兒因於食物、花草、藥物、蚊蟲諸異物異味而現以皮膚為主之過敏反應。其因於食物之蛋、奶、麵、豆、魚、蝦之類，或因於果蔬之芒果、桃子、草莓之類，或因於觸及花粉、異香，或因於蚊蟲叮咬其皮膚紅腫癢痛、甚則潰爛。諸物過敏，多為皮膚之恙，亦可令鼻塞、打噴嚏，或誘發咳嗽、哮喘、溼瘡，或導致腹瀉、腹痛，或令唇舌紅腫。其過敏之理，常因於陰陽失調，氣虛衛弱，內熱過盛，飲食停滯，氣血虛弱，脾腎陽虛，如是均令小兒高敏反應。當屬現代醫學之免疫功能紊亂。小兒免疫之力可概括為二：一則拒邪於外，二則抗邪於內。二者以和為期，平衡則無害，不可一方偏勝偏衰，正如陰陽平衡，陰平陽祕。中醫調理小兒免疫失衡之過敏疾病，必抑亢扶衰，重建二者平衡，如是則過敏之候漸失。不可單見過敏一證，必以現代之抗敏，甚或激素藥物，抑其亢盛，未扶其衰弱，甚則損其更衰，雖時有取效，確難有長癒。

有醫者，見小兒因食過敏，囑其避之，雖避之亦無根癒，何也？責之於食物，而不歸責於兒之自身也。此兒過敏，而他兒不過敏，皆責之於自身，非過敏之食，吾以為當調其小兒脾胃，並緩緩予過敏之食物，助其漸漸適應，類同現代醫學脫敏之法。過敏之治，必以調為要，不獨抑亢，慎施抗敏之藥。

21. 小兒檢驗陽性佐參論

小兒患病多為常見多發之恙，或因於外感，或傷於乳食，雖偶遇疑難凶險，唯小疾小恙最為多見。故小兒外感、飲食所傷之疾占之八九，辨證論治亦當尋其常法，用藥審慎，中病即止。有醫者，但見小兒就診，必遍查周身，尤查個體指標，且必查必信，以此用藥，令藥毒為害，得不償失。

一者，查血液常規示白血球總數高，或嗜中性白血球高者，甚至不高而投以抗生素者，殊不知小兒積滯之食熱證也見於此，非獨為感染所致，消食導滯可復常。

二者，單見嗜酸性白血球升高，必與驅蟲或以抗敏治之，小兒熱盛之體可見，清熱瀉火更宜。

三者，黴漿菌感染者，其所查之法雖較靈敏，但也非特異，其陽性者，必不全信，當臨床綜合揆度，更不宜用相關抗生素類藥物，久用必傷兒正氣，損兒腸胃。

四者，心肌酶譜異常者，必疑心肌炎，施其藥物，恐其父母。殊不知小兒之易感冒、久咳、便乾熱鬱均可令心肌酶異常。不可僅見小兒嘆息即辨以此病。

五者，單見嬰兒大便少許白血球，甚或膿細胞，皆以腸炎治之，嬰兒久用抗生素類藥物最易令兒腸道菌群紊亂，泄瀉久拖不癒。殊不知嬰兒之瀉多責之於乳食積滯，或外感風寒，此均可見糞檢陽性。

六者，食物過敏原檢測陽性，有醫者，每遇小兒之久咳、哮喘、溼瘡、鼻窒、鼻鼽、鼻淵必查過敏原，尤查食物過敏原，多種過敏者，令兒長久避之，如是仍未解病之根本，何也？調理小兒脾胃，脾升胃降，以和為期。過敏之物不可全信，即信也當少少與之，使兒適應。

七者，每遇小兒脾胃之恙，必查胃之幽門螺桿菌，陽性者令兒久服抗生素，並令全家避之，如此危害最多。是檢測僅為臨床佐參，不必全信，多有常人也為陽性者，若有不適僅調脾胃是宜。

22. 小兒啼哭論

小兒易哭易笑，原本自然。初生兒之啼哭乃屬本能，啼則肺氣張，宣降始。

初生兒無啼，息窒，危候也。小兒之啼因於五。一因本能，如出生兒之啼；二因飢餓，不語之兒，飢餓不適，常啼哭示意。或嬰兒，因乳汁匱乏，乳而不飽，小兒常啼哭尋乳，吮後仍啼，乳母不知，故小兒反覆啼哭，與乳之，少乳再啼，如是反覆，乳汁不及，小兒飢餓也；三因不適，小兒雖無大苦，但小有不適，如尿褥溼漬之不適，食積腹脹之不適，外感身重之不適，厚衣燥熱之不適，蟯蟲侵肛者多夜啼；四因疼痛，或因於腹痛，如常證之便祕、泄瀉、傷食、腸痢，危候之腸癰、腸套疊、紫斑、癲癇。此類之啼，多為陣陣而作，乍啼乍止，或發無定數，急當查驗，以免變生；五因情志，少長之兒常受父母溺愛，情志不遂，哭鬧示欲，遂欲而安，久而如是。小兒情志之啼，必令父母責罰，哭啼之欲反不遂願。小兒癔病之候常見啼哭。

小兒啼哭雖多為常證，但危候亦見，每遇小兒啼哭不止，因由不明，必詳問啼哭之前異樣，遍查全身筋骨肌膚，前後二陰，恐其針炙、外傷、蚊蟲之犯。小兒精神萎靡，神情淡然，不食不啼，甚則強疼不使啼，或啼聲微弱者，危候也！

23. 小兒成人體質異同論

生長發育。小兒生長與發育同生，「形」與「神」俱長，正如錢乙《小兒藥證直訣・變蒸》云「變蒸者，自內而長，自下而上……變每畢，即情性有異於前，何者？長生腑臟智意故也」。而成人神已備，形已成，唯保續可耳。小兒乃「純陽」之體，生機蓬勃，其形體、神志皆在快速漸變。故小兒生長之變，發育之變日漸為良即為康健。成人之無變、漸衰則為常。小兒以補養為先，成人以保養為要。

易感因素。小兒發病容易，傳變迅速。其發病者，得病、患病也；容易者，多發多次也；傳變者，變化、變逆、併發也；迅速者，快也。成人者，經風見雨，藩籬固密，外感之疾不易。

又因小兒脾常不足，形神俱長，水穀精微需求尤甚，加之腸胃脆薄，乳食不知自節，故乳食致病更為易感，較成人更易患滯、疳、吐、瀉等脾系之患。又因《靈樞．逆順肥瘦》云「嬰兒者，其肉脆，血少氣弱」，加之起居無常，寒暖不能自調，肺系之患更加容易發病，如咳嗽、哮喘、感冒、乳蛾、肺炎喘嗽等疾。且更易變化多端，危象叢生。另小兒智識未開，尋奇好動，較成人更易跌仆金刃所傷。正如《育嬰家祕．鞠養以慎其疾四》所云：「小兒玩弄嬉戲，常在目前之物，不可去之，但勿使之弄刀劍，銜銅鐵，近水火。」小兒神氣怯弱，情智未臻成熟，故宜「目不視惡色，耳不聽淫聲，口不起惡言，誦詩，道正事」。此為父母之教授也。

亞健康狀態。亞健康狀態蓋指既非健康也非疾病之態，亦稱「第三狀態」、「灰色狀態」，乃健康之邊緣狀態。屬陰陽不和，氣機出入不暢，五臟六腑不調之候，正如《素問》云「人生有形，不離陰陽」，「陰平陽祕，精神乃治」。然小兒亞健康狀態，較成人更近及疾病狀態，故有醫者謂之「病前期」、「欲病期」或「潛病期」，其核心病位在脾、在胃、在大小腸，脾胃不和是為要機。故更易發為生長滯後、納呆、口臭、磨牙、大便不調、面色萎黃（或花斑）、腹脹等中焦之候。成人之亞健康則多責之於情志所傷、勞倦無度。

用藥特點。《景岳全書．小兒則上》云小兒「臟氣清靈，隨撥隨應」，藥達病所反應敏感，療效彰顯，反之，也因於此而不耐藥力克伐，非中病即止，易傷形神，發為藥害。是故《溫病條辨．解兒難》云：「其用藥也，稍呆則滯，稍重則傷，稍不對證，則莫知其鄉，捉風捕影，轉救轉劇，轉去轉遠。」小兒脾胃為生長之源，當用藥審慎，中病即止，顧護脾胃貫穿始終。而成人為患，病程長，病情重，「久病入絡」，其用藥配伍則注重量大力專。

24. 小兒色萎辨論

小兒色萎，蓋指皮膚色澤萎黃之意。萎者，枯萎、枯槁也。萎黃者，則為皮膚色黃枯槁不澤，脾胃虛弱，氣血不足是為常道。然小兒之萎，更多見於積滯，脾運失職，便硬不下，夜眠不安，飲食不節，此皆令兒萎黃。蟲之萎黃，今見甚少，不宜驅蟲為治要。

小兒萎黃，多見於面部，萎黃之色尤顯見於面頰、鼻翼、前額等處。甚則耳郭亦現萎黃。小兒萎黃亦查手足之心，次查手足背及前胸，此乃上述病因之甚也。亦可以切診之法探小兒萎黃之輕淺，其法為單指按壓萎黃之處，急速抬起，視其所壓之處仍萎黃而非蒼白者，蓋為病因之甚也。按壓之處蒼白後速復者，為常。小兒之萎黃，非病症亦非常體之候，皆為中焦脾胃之患，小兒尤為映顯。小兒萎黃之色，皆從調脾和胃始起，為小兒醫者，不可不知。令小兒飲食有節，起居有常亦為上策。

25. 小兒大便論

《景岳全書 · 傳忠錄 · 十問篇》:「二便為一身之門戶，無論內傷外感，皆當察此，以辨其寒熱虛實。」大便由大腸傳導，然必賴於脾胃之腐熟運化、肝氣之疏泄、腎陽之溫煦、肺氣之肅降。故從大便之況可知小兒消化之功能，水液代謝之盈虧，亦是判斷疾病寒熱虛實之重要依據。小兒智識未開，常不能自行描述病情，常由看護之人代述，大便為小兒排泄之糟粕，雖為診疾辨病之要候，然醫者多不能親望，僅從代述之人口中獲知，故問診應詳之、盡之。健康之人常一日或隔日一解，也有一日二解者，在嬰兒時日 2 ～ 3 解者常也，只因排便通暢，成形不燥，黃而不極，內無膿血黏液者均屬常便。大凡便有少許未化之物者也可同視為常。為小兒醫者，臨證多從便之次、量、味、形、色、性鑑病。

次：即頻率，解數，指大便次數之多少，以別腹瀉病之輕淺。

量：大便每解之數量，固有量少、量中、量多之分，若見精神萎靡、皮膚乾燥、小便短少等症，多為腹瀉量多傷陰之候。以大便量之多少可判斷傷陰之輕重。便之量可於日內時多時少，非每解均量多，如小兒秋季腹瀉，往往次頻量眾，因常嘔吐不食，腸無穀食而時便量少。脾虛之便多，可 2 ～ 3 解，必量多。便多而不成形者，多脾腎皆虛，再甚則可清穀不化。

味：即便之氣味，大便氣味酸臭，或臭如敗卵，或臭穢甚者皆為乳食停滯之症。大便腥臭見於傷乳、傷寒；若大便溏泄而腥者，多屬脾胃虛寒、溼蘊中阻之候。臭氣輕者多見於脾虛不化，脾腎陽虛亦現。

形：即便之形狀，小兒常便可呈圓柱形或條狀。前少乾後軟者，也可屬常便。便乾燥結，或如羊屎狀，或便條粗甚，類於成人，屬於不同程度之大便乾燥，多為腸腑熱結。大便時有糊狀者，可因於飲食不節，調其飲食即可，無須施治。

色：即大便之顏色，常色之便為土黃，是為正色。過黃如金則為溼熱；便色稍黑亦為熱；便色黑如油墨者必有血病；綠便屬熱或乳食不足；大便色淡黃或色白多屬虛證；初生兒大便色呈灰色或陶土色見於先天膽道閉鎖。現代醫學認為糞便具有腐敗性臭味見於消化不良或胰腺功能不良者；腥臭味糞便見於細菌性痢疾；肝腥味糞便見於阿米巴痢疾。

性：即大便性質，大便完穀不化多屬於脾腎陽虛；大便溏泄不爽多因肝鬱脾虛、肝脾不調所致；若大便前乾後稀者多屬於胃強脾弱之候；膿血便常見於溼熱疫毒所致之痢疾；大便呈柏油色必有遠血；近血則為血附於便之表面或於排便後點滴而出，多見於痔瘡、肛裂、息肉之變；鮮血樣便見於小腸壞死之危候；血絲樣便見於腸息肉、外痔及肛裂；果醬便見於腸套疊；淘米水樣便多因於寒邪中腹或見於秋季腹瀉，也可因於脾腎陽虛；蛋花樣便多見於傷食、傷乳、消化不良、秋季腹瀉或溼重於熱之溼熱下注；泡沫樣便多因於風寒；稀糊樣便見於食積；稠糊樣便多因於食積、食滯、溼蘊。若代述之人不能詳述小兒糞便之性質、性狀、色澤者，則可攜便之圖片，示於醫者，便於診病。

26. 小兒小便論

小兒小便乃二陰之前，水穀糟粕之清物。內濁之物，必時時出泄，方令體之濁垢得以外排。外排則水溼以和，內熱清，垃圾泄，兒體陰陽平衡，神悅少病。小兒之小便，有賴肺、脾、腎三臟之通調，依肺氣宣降，脾氣運化，腎氣司職，如是則尿泄通暢，適時而溢。小兒尿液之色、之澤、之味、之量可測小兒之內疾，醫者不可不知。

尿之常色者，淡黃而鮮澤。唯晨尿之常可為深黃，此乃夜眠儲蓄時久，熱蒸濃縮之故，故晨尿之色不為異候。平素尿多深黃，多為熱盛之故；尿黃而濁者，食熱之徵；尿之金黃，初生兒多為黃疸，年長兒責之於肝膽熱毒，此屬陽黃之候，其黃染褥難退；小兒尿紅如洗肉之漿多為陽水；尿紅如血，陽水之甚，或因於跌仆擊打腎腑，血絡損傷。

小兒尿之澤，蓋指尿之渾濁不一。凡兒尿色白濁，猶如淘米之漿，偶時可見，不令連連，此為積滯之候，脾之運化失職，輕症則調其飲食自癒，重症則運、消二法可用。不必醫者單見白濁之尿，眾查遍體，耗其父母錢財，恐其父母心神，多常見之證耳。小女之尿黃、尿濁、尿臭者，多為溼毒下注，腐敗前陰所致。

小兒尿之氣味，多輕輕之「腥臊」。凡臊氣厚重難聞者，多為積滯、陰傷之候，熱盛傷陰最為常見。小兒尿水浸地，眾蟻聚食者，消渴之候，若此必甚。小兒尿氣如鼠尿，乃現代之苯酮尿症。

小兒尿之量，蓋指尿之多少，尿之頻次。凡小兒尿頻、尿短者，溼熱為患，常令淋漓溺褲。亦有小兒尿頻、尿短而責之於神志所傷者，概含現代醫學之神經性尿頻，隨兒情悅，不令責罰，遊戲運動，移情別志不藥可癒。

小兒飲少尿多，色淡清長者，多責之於溫暖不宜，或脾腎陽虛之候，溫陽可化水。

中論

小兒醫者的標準：簡法精妙、技藝圓融

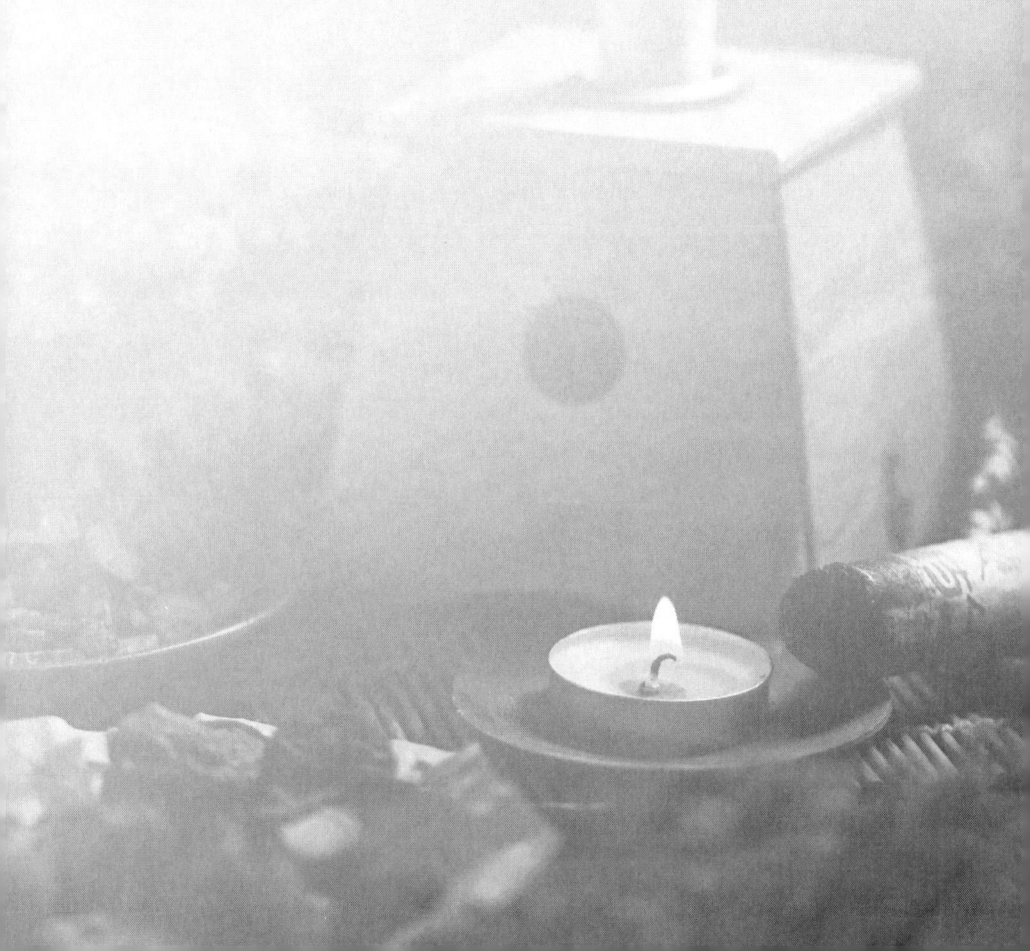

1. 小兒用藥論

小兒遣方用藥最應慎審。因小兒臟腑嬌嫩，不耐克伐。雖臟器清靈，隨撥隨應，藥到精準，易於癒疾復康，然也極易傷氣損正，故應辨證精準，中病即止，施藥不可過峻久用。治病之藥，對症則有利無害，反症則純害無利，即使留有少許餘邪，也當扶正以求自癒。無病之體施藥則藥反成邪毒，必傷身損正。尤慎現代之化學藥物，譬如砒霜療病之例。施藥皮膚也為如此，蓋因小兒肌膚薄，藩籬疏，雖透皮吸收效於成人，用之不當也易傷正，常用之法如貼、塗、洗等。如今胃腸之徑施藥是為常法，殊不知雖吸收良好，但久用必傷脾胃。小兒脾常不足，脾胃脆薄，施治應在顧護脾胃基礎上用藥。如小兒火熱之體，每多性涼之藥，父母自施清熱瀉火之品，日久必令中焦陽氣傷。肛腸部位用藥較多，但亦不宜頻施，因其易損傷肛腸肌膜。劑型之擇，當依疾病而論，咳嗽、傷風、感冒等外感病，中成藥以擇選顆粒劑為首，口服液之類則以熱飲為宜。外感屬新病急症者，如發熱，應小劑頻服。顆粒劑小兒較宜，水沖服，依不同年齡，服用次數不同，2 歲以下，每劑分三次服，2 ～ 4 歲，分兩次服，4 歲以上兒童，可一次盡服。小兒服藥最為不易，不拒調味以甘糖、蜂蜜，然不宜過度，甘味令痰壅胃滯。中藥飲片製成之湯劑年長兒為宜。煎煮之前，先將諸藥入水浸泡 30 分鐘以上，煎煮 15 ～ 30 分鐘不等，覆蓋燜泡至可入口為宜，如是則藥汁更厚，藥力更眾。小兒初服中藥時，宜強迫餵食，漸使之習慣。且小兒用藥「清輕為善」，在選方用藥之時，應及時隨證加減，藥味不可過厚，藥量不可過重。現今抗生素類藥物應用太濫，用之過度，醫源之患必多。靜脈輸入、霧化吸入、肌內注射較多，後患無窮。對於小兒常發之患，中醫之法常常簡、便、驗、廉，最為推崇。

2. 小兒健、運、清、消法總論

小兒臨證處方配伍，不外汗、吐、下、和、溫、清、消、補八法。然其生理特點，臟腑形氣均大異於成人，其致病因素，四診徵候，發病之狀亦異，故處方施治也異於成人。吾臨證治療小兒之疾，常用健、運、清、消四法，有同汗、吐、下、和、溫、清、消、補八法，而於小兒又異於八法。健，當同補、溫二法；運，當同和法；清，當同清、下二法；消，當同吐、消、下三法；臨證四法合參、三法合參或二法合參。健，為益氣健脾、溫中暖胃之義，健法同中醫八法之補、溫二法；運，為助、行、理之義，運法同八法之和法；清，為清熱瀉火、清熱利溼、清瀉導下、清熱涼血、清熱解表、清熱解毒、清熱利尿之義，清法同八法之清、下二法；消，為消食導滯、消痰利水之義，消法同八法之吐、消、下三法。雖僅健、運、清、消四法，然可療眾多小兒之疾。一則可用於小兒滯、疳、吐、瀉諸多脾系疾病；二則可用於久咳、哮喘、乳蛾、易感冒等諸多肺系疾病；三則可用於小兒遲軟、生長緩慢、夜啼等疾病；四則可用於非疾、非健康之小兒亞健康諸證。

吾以為中醫治病救人，必守中醫思維，應遵前人「四季脾旺不受邪」、「沃枝葉，不如培其根本」及「治病必求其本」之思想，「人皆以脾胃為本，所當調理，小兒脾常不足，尤不可不調也」。胃主受納，脾主運化，脾胃壯實，四時安寧，脾胃虛弱，百病蜂起，調理脾胃者，醫者之王道也，「健、運、清、消」四法臨證應用方泛。

3. 小兒健法論

健者，乃益氣健脾、溫中暖胃之義。萬密齋《育嬰家祕》曰：「萬物五行皆藉土，人身脾胃是根基，四時調理和為貴，胃氣常存怕損虧。」陳復正《幼幼集成》云：「小兒臟腑和平，脾胃壯實，則榮衛宣暢，津液流通，縱使多飲水漿，不能為病。」脾胃為後天之本，承擔著後天給養之功能，對處於生長發育時期之小兒尤為重要。然小兒「脾常不足」，萬密齋《育嬰家祕》云：「小兒初生，脾薄而弱，乳食易傷，故曰脾常不足。」且小兒生長旺盛，發育迅速，對水穀精微之求更切，又乳食不知自節，寒溫不能自調，極易傷脾損胃，脾主運化，脾健則運，故常用太子參、黃耆、白朮、茯苓、白扁豆等益氣健脾之品。小兒脾常不足，畏寒宜溫，又喜涼惡熱，喜食煎炸、膨化、甜膩之品，易傷脾陽，脾陽傷則運化維艱，故臨證溫中暖胃之法常用，常伍高良薑、炮薑等。古有「良醫不廢外治」之說，吳師機《理瀹駢文》曰：「外治之理，即內治之理；外治之藥，亦即內治之藥，所異者，法耳。」常囑患兒寐前熱水沐足、時時暖暖包外敷臍部以達到溫經活絡、協同增效之力，同時艾灸、推拿之法亦效。《育嬰家祕》云：「醫道至博，幼科最難。如草之芽兮，貴於調養。」調攝飲食對小兒脾胃尤為重要，熱粥常食，緩效更益。正氣存內，邪不可干。土生萬物，小兒如萬物之芽，幼小嬌嫩，更賴土以生養，一旦土質改變，則嫩芽難長。健脾益氣、溫中暖胃使土地肥沃無寒，如此嫩芽則能茁壯生長。

健法當同中醫八法之補、溫二法。《醫學心悟》言補法：「補者，補其虛也。經曰，不能治其虛，安問其餘。又曰：邪之所湊，其氣必虛。又曰：精氣奪則虛。又曰：虛者補之。」《素問．至真要大論》曰「虛者補之」、「損者溫之」。小兒生機蓬勃，何時補、如何補、何時無須再補至關重要，當患兒顯脾胃虛弱症狀如乏力、易感、反覆感染時可用補法。宜平補、運補，忌壅補、峻補，張從正《儒門事親》言「君子貴流不貴滯，貴平不貴強」，道出補法要領，應補中有通，補而不滯。《儒門事親》又云：「味者，五味也。五味調和，則可補精益氣也。五味、五穀、五菜、五果、五肉，五味貴和，不可偏勝。」認為飲食五味，為養生之寶，飲食調養尤適用於小兒。萬密齋《幼科發揮》曰：「調理之法，不專在醫，唯調乳母，節飲食，慎醫藥，使脾胃無傷，則根本常固矣。」臨證常囑患兒飲食均衡，毋過多食用高蛋白、煎炸、膨化、肥甘厚膩等傷脾損胃之品。用藥補之，以平為期，病去則藥止，而不能常服久用。《醫學心悟》論溫法：「溫者，溫其中也。臟受寒侵，必須溫劑。」有醫家認為小兒體屬純陽，不宜使用溫陽法，而生者賴陽以生，長者依陰而長，獨陽則不生，獨陰則不長。《素問．生氣通天論》言：「陽氣者，若天與日，失其所則折壽而不彰。」張介賓《類經附翼．大寶論》說「凡通體之溫者，陽氣也；一生之活者，陽氣也」、「熱為陽，寒為陰……熱能生物」。說明小兒亦當溫陽，且小兒「脾常不足」、「太陰溼土，得陽始運」，舉凡脾胃受納、腐熟、轉輸等各項功能，皆以陽氣為本，臨證常用炮薑、乾薑等溫中暖胃，病久損及腎陽者，亦加附子、補骨脂、淫羊藿等溫補腎陽。

蓋而言之，小兒之治與成人有異，其健法者，補也、溫也。

4. 小兒運法論

運者，轉、旋、動之義，這和脾的本能在於升、動、運、散以消化食物，敷布精微一樣，行其氣滯，轉其樞機，旋其動作，動其稽遲，以恢復和加強脾之固有功能。錢乙《小兒藥證直訣．五臟所主》云：「脾主困。實則困睡，身熱，飲水；虛則吐瀉，生風。」提出了「脾主困」的學術思想，其立方主旨為舒展脾氣，恢復脾運。江育仁教授認為：「脾運失健，胃不受納，造成厭食；食積中焦，運化失司，是為積滯；氣機不利，脾胃壅滯，引起腹痛；升降失常，濁氣逆上，產生嘔吐；脾失升清，合汙下流，形成泄瀉；脾運失職，氣血不充，發生貧血；運化無能，精微不敷，久延成疳。」提出「脾健不在補，貴在運」，認為運脾法是調整小兒脾胃功能核心。吾以為，運者，助、行、理之義，助脾運化、傳導，助胃和降、腐熟；行脾之氣滯，行胃之滯積；理脾之順，理胃之降。總為理順脾胃氣機之滯緩，恢復脾胃之升清降濁功能。臨證常用蒼朮、厚朴、茯苓、車前子、枳殼、檳榔、炒紫蘇子、萊菔子、木香、白荳蔻等。脾性喜燥而惡溼，溼性黏滯，蘊阻中州則脾氣受困，輸運無權，欲解脾困，需化其溼。蒼朮、厚朴芳香化溼，使溼濁內消；蒼朮功專入脾，走而不守，為運脾主藥；茯苓、車前子淡滲利溼，使溼從下泄。脾性喜舒而惡鬱，氣滯不行，則水穀不運，清濁不行。枳殼、檳榔、木香、白荳蔻理氣導滯，開鬱助運，有行氣、消脹、止痛之功。要脾之所喜而去脾之所惡，為脾胃納運創造良好條件，使脾胃功能保持「健運」狀態。運法屬於汗、吐、下、和、溫、清、消、補八法中的和法。程國彭在《醫學心悟．論和法》中言：「有清而和者，有溫而和者，有消而和者，有補而和者，有燥而和者，有潤而和者，有兼表而和者，有兼攻而和者。和之義則一，而和之法變化無窮焉。」和有「和解」、「調和」、「緩和」之義，在治法中，取其不偏不倚中和之性，即為和法。江育仁以為和法「具有補中寓消，消中有補，補不礙滯，消不傷正之功用」，用於小兒脾不運化，胃不受納諸證，最為合適。脾之主要生理功能為運與化，運者運其精微，化者化其水穀，現代小兒少有飲食不足者，多為傷於飲食，滯胃困脾，脾胃受納運化功能失司，此類病症只能解其脾困，運其脾氣，即使已屬脾胃虛弱之證，也應補運兼施。

小兒運法者，和也、理也、利也、順也、轉也。

5. 小兒清法論

清者，清熱瀉火、清熱利溼、清瀉導下、清熱涼血、清熱解表、清熱解毒、清熱利尿之義。《仁齋小兒方論》云：「小兒臟腑嬌嫩，易實易虛，易冷易熱。」小兒臟腑嬌嫩，形氣未充，肌膚薄，藩籬疏，衛外功能不固，內臟正氣易傷，臨床常見外感之證。小兒純陽之體，感邪後又極易傳變深入，化熱化火，夾痰、夾滯、夾驚；小兒「脾常不足」，飲食不知自節，乳食失調，極易停滯，食滯生熱，鬱積化熱，熱熏心肺致咽喉、心肺之疾患，故臨證清法常用。萬密齋《幼科發揮》亦曰：「病有可攻者急攻之，不可喜補惡攻，以夭兒命。」外感發熱者，疏風清熱；積滯發熱者，消食通腑；感染時疫者，釜底抽薪；乳蛾口瘡者，上病下取，通便瀉熱；肺炎喘嗽者，通腑開閉；小兒哮喘者，消食化痰利氣，通腑瀉濁。如此種種，皆為清法。

清法當含中醫八法之清、下二法。《醫學心悟》言：「清者，清其熱也。臟腑有熱則清之。」、「下者，攻也，攻其邪也……病在裡，則下之而已。」萬密齋《幼科發揮．原病論》曰：「小兒脾胃，本自嬌嫩，易於傷積。乳食傷胃，則為嘔吐，乳食傷脾，則為泄瀉，吐瀉既久，則變緩驚，或為疳病。乳食停積，則生溼痰，痰則生火，痰火變作，則為急驚，或成喉痹，痰火結滯，或成痛吊，或為喘嗽。」小兒脾胃病，多為乳食所傷，若及時清導，則胃和脾健；如治不及時，則乳食停滯，食滯生熱，成嘔逆之源，痰火之根；若及時瀉下積滯，清解實熱，則脾胃升降功能可以重得健運。《儒門事親．卷二．凡在下者皆可下式十六》曰：「陳莝去而腸胃潔，症瘕盡而榮衛昌。不補之中，有真補者存焉。」清之目的在於祛邪，邪祛則正復。臨證常用梔子、黃芩、連翹、白茅根、車前子、青蒿、大黃等清解小兒體內熱邪。小兒臟氣清靈易趨康復，待邪祛則生機盎然，機體復健，故清法臨證常施。但小兒稚陰稚陽，脾胃脆薄，如幼苗茁長，不耐風雨摧殘，柔嫩之臟腑、未實之臟腑功能皆需顧護，故藥當謹慎，需時時顧護脾胃，不可苦寒太甚、太久、太重，以免損傷正氣，傷津耗液，須中病即止。或伍以「健」、「運」二法以衰苦寒太過之弊。

6. 小兒消法論

消者，消食導滯之義，對於小兒，亦有消痰利水之意。消法自古便有，《素問．陰陽應象大論》曰「中滿者，瀉之於內……其實者，散而瀉之」，是指透過「消」和「散」之法祛除體內有形或有餘之實邪。張仲景《傷寒論》明確將消法應用到臨床中，分為消散水氣法、消痰開結法、消痞瀉滿法、消瘀法。錢乙《小兒藥證直訣》對消法的運用甚是精到，將消法分為消乳法、消疳法、消脹法和消痰法。他認為「治癖之法，當漸消磨」、「疳皆脾胃病，亡津液之所作也……小兒之臟腑柔弱，不可痛擊」、「脾虛氣未出，腹脹而不喘，可以散藥治之」、「小兒急驚者……蓋熱盛則風生……故利驚丸主之，以除其痰熱」。消法，可消小兒之食、之滯、之痰、之水、之疳、之蟲，即助食消化、助食之積滯瀉出、清消痰熱、淡滲利水、消磨疳積、驅蟲消滯。

消法當含八法之吐、消、下三法。《醫學心悟》言：「吐者，治上焦也。胸次之間，咽喉之地，或有痰食、癰膿，法當吐之」、「消者，去其壅也。臟腑筋絡肌肉之間，本無此物而忽有之，必為消散，乃得其平」、「下者，攻也，攻其邪也……病在裡，則下之而已」。針對小兒，吐法之用尚少，小兒之滿之滯，每多因脾胃脆薄而自救嘔吐，吐之則滯出，醫者見此勿施降逆止嘔。唯消、下二法用之較多，臨證凡具有「下」之症候，均用下法，《小兒藥證直訣》言「吐乳，瀉黃，傷熱乳也。吐乳，瀉青，傷冷乳也。皆當下」、「夫嗽者……其證面赤……法當以葶藶圓下之」。但下要適中，《小兒藥證直訣》云「下之太過」，「不食，但飲乳是也。當漸用白餅子下之」。亦不可妄下，又云「夫嗽者……若久者，不可下也」，「醫見潮熱，妄謂其實，乃以大黃、牙硝輩諸冷藥利之。利既多矣，不能禁約而津液內亡，即成疳也」。臨證常伍神曲、麥芽、牽牛子、萊菔子、檳榔、枳殼等消食除滯之物，常配以健、運、消三法使用。

小兒消法者，消滯也、導下也、祛除也。

7. 小兒體質論

小兒，因有特殊之生理病理特點，其體質狀態與成人大異。有小兒易病者，有不易病者。既為患病，或易於發熱，或易於咳喘，或易於吐瀉，或易於便祕，或易於積食，或易於過敏；既是無病，或生長發育良好，或有生長滯後者等，凡此種種，何以偏頗？蓋責之其體質狀態有異。小兒除健康體質狀態外，主要有八種基本體質狀態：氣虛體、陽虛體、痰溼體、積滯體、肝火體、熱盛體、高敏體、怯弱體，且常表現為小兒特有的亞健康狀態。

小兒多數為健康之體，偏頗之狀也僅僅是相對的。小兒體質狀態與成人有顯著之異，這些體質狀態可以多個兼有，只是偏頗程度有別罷了，且小兒之體質狀態受多種因素影響而處於動態變化之中。小兒之偏頗體質狀態更靠近於疾病狀態，故研究體質狀態有利於小兒正常的生長發育和疾病預防。小兒體質狀態最常見者有八：

一者，氣虛體

定義描述：以脾胃、肺氣虛為主要表現的一組小兒亞健康狀態。

主要表現：面色萎黃或蒼白或花斑、納呆、乏力、多汗、大便不化（含食物殘渣多）、便溏、痰白、口涎、爪甲不榮（白斑、脆薄、凹陷）、手足掌心萎黃、髮不榮（髮穗、稀疏、髮黃、髮紅、纖細、白髮、乾枯）、皮膚粗糙、嗜異症、便乾或少、舌質淡、脈弱或緩。

非健康傾向：生長滯後、營養不良、易感冒、疳證、皮膚搔癢、佝僂病、貧血等。

病因病機：《素問·金匱真言論》云「脾，開竅於口」，小兒脾胃脆薄，加之乳食不知自節，致脾運失健，則納少；脾乃太陰溼土，易為溼困，脾虛不能運化水液，亦易生溼，水溼下注腸道，則便溏；肺虛不能輸布水液，日久聚溼生痰，則咯痰；氣虛全身臟腑功能減退，則乏力。《靈樞·邪氣臟腑病形》曰「十二經脈，三百六十五絡，其血氣皆上於面而走空竅」，面部乃臟腑氣血之所榮，血脈最為豐富，加之面部皮膚薄嫩外露，其色澤變化易於觀察，故人體氣血盛衰，可透過面部色澤變化反映於外，氣虛頭面失養，則面色萎黃，從而出現易感冒、營養不良、生長滯後、疳證等非健康傾向。

二者，陽虛體

定義描述：以脾陽虛或脾腎陽虛為主要表現的一組亞健康狀態。

主要表現：怕冷、手足不溫、大便多或清稀或完穀不化、夜尿多、舌質淡、腸鳴漉漉、易凍瘡、面色蒼白、髮不榮、嗜異症、易腹瀉、新生兒大便色綠泡沫、硬腫發生、易鼻塞。

非健康傾向：生長滯後、遺尿、溼疹、泄瀉、貧血、佝僂病、凍瘡、易感冒、鼻窒、過敏性疾病。

病因病機：多因元陽不足，後天失調引起。脾主大腹，脾陽虛衰，運化失職，則腹脹，腸鳴漉漉；溫煦失職，則怕冷，手足不溫；運血無力，不能載血以上充舌、面，滋養頭髮，則舌質淺淡，面色蒼白，髮不榮；陽虛則寒凝，血流緩慢，則凍瘡易生；不能腐熟水穀，則大便清稀，色綠，甚則完穀不化；陽虛水溼不化，則小便量少，或腎陽虛，腎氣不固，則夜尿多，小便清長，從而易出現生長滯後、泄瀉、遺尿、凍瘡，陰陽失調，營衛不和，則出現諸多如過敏等非健康傾向。

三者，痰溼體

定義描述：以肥胖兒或痰溼致病為主要表現的一組亞健康狀態。

主要表現：肥胖、面色晄白、多汗、易疲勞、易喘息、喉痰多、舌質淡、舌苔白膩、易溼瘡、口涎、嗜睡、鼻鼾、呼吸音粗、大便黏膩。

非健康傾向：溼疹、咳嗽、哮喘、肥胖症、運動協調功能欠佳。

病因病機：溼性黏滯，則汗出如油，易阻氣機，纏綿膠著，表現為反覆溼疹；《素問・六元正紀大論》曰「溼盛則濡泄」，溼注下焦，大腸傳導失職，則大便黏膩不爽。痰溼蘊脾，上蒸口咽，則多涎、痰多，停聚舌面，則舌苔白膩；梗阻咽喉，呼吸不利，則鼻鼾，呼吸音粗，喘息。痰溼內蘊，清陽不升，則嗜睡；陽氣被遏，水溼不運，氾濫肌膚，則身體腫脹，肥胖。痰溼困脾，脾不化氣，則易疲勞，從而出現鼾眠、肥胖、反覆溼瘡、易疲勞等非健康傾向。

四者，積滯體

定義描述：以容易傷食、傷乳，從而表現為飲食停滯不化的一組亞健康狀態。

主要表現：易口腔異味（口臭、口氣酸腐、口氣難聞）、易腹脹、夜眠不安（睡眠輾轉不安）、時腹痛、納呆、大便酸臭或大便乾結、舌苔厚或地圖舌、時有尿白如米泔水樣、易嘔吐（乾嘔）、磨牙、嗜異症、夜啼、偏食。

非健康傾向：易感冒、易發熱、口瘡、乳蛾、生長滯後、貧血、佝僂病。

病因病機：多因傷及乳食。宿食不化，停於腸腑，阻滯氣機，不通則痛，故時腹痛，腹脹，夜間則發為夜啼；腐氣上蒸於口，故口腔異味、舌苔厚膩；食而不化，則大便酸臭，停滯日久，鬱而化熱，耗傷津液，則便祕；下焦不行則上脘不通，故而嘔吐或乾嘔；飲食自倍，損傷腸胃，則納差、偏食、嗜食異物；「胃不和則臥不安」，故睡眠輾轉反側；足陽明胃經及手陽明大腸經的分支分別入上、下齒中，宿食停於胃腸，則見磨牙，從而易出現發熱、便祕、生長滯後等非健康傾向。

五者，肝火體

定義描述：以肝火旺盛為主要表現的一組亞健康狀態。

主要表現：多動傾向、抽動傾向、急躁易怒、暴力傾向、手足心熱、大便乾結、尿黃、目眵、多汗、口唇紅赤、面紅、舌質紅、易哭鬧、喜冷飲、喜乾燥煎炸食物、多奶多肉食、多夢、嗜異症。

非健康傾向：過動症、抽動症、意外傷害傾向明顯、性格偏執、嗜異症、自閉症、焦慮症。

病因病機：肝開竅於目，邪熱熾盛，燔灼肝經，傷津耗液，則目眵多，筋脈失養、攣急，則常見多動、抽動傾向；過分溺愛、情志不遂，則哭鬧，甚則暴力傾向；熱擾神魂、心神不寧、魂不守舍，則急躁易怒、多夢；肝火旺盛，則多汗、手足心熱、便乾尿赤、唇赤、舌紅、脈數；陽亢而氣血上壅，血絡充盈，則面紅，從而易出現多動、抽動症，意外傷害、性格偏執等非健康傾向。

六者，熱盛體

定義描述：以實熱內盛為主要表現的一組小兒亞健康狀態。

主要表現：口腔異味、手足心熱（紅赤、脫皮）、口唇紅赤或潮紅、舌質紅、大便祕結、多汗、喜冷飲、多鼻衄、尿黃、尿頻、眼屎多。

非健康傾向：乳蛾、發熱、消瘦、易感冒、復發性口瘡、易皮膚瘡瘍、易麥粒腫、易外陰肛門搔癢、易皮膚高敏反應。

病因病機：多因乳食停滯，鬱而化熱得之。熱擾四肢，則手足心熱（紅赤、脫皮）；熱入下焦，煎灼津液，則大便祕結、尿黃；熱盛則津傷，故口渴，喜冷飲，唇部脈絡擴張，血液充盈，則唇紅赤或潮紅；血得熱則循行加速，舌體脈絡充盈，則舌紅、脈數；熱擾血絡，則迫血妄行，加之鼻之黏膜脆薄，故鼻衄多見；熱蒸迫津外泄，則多汗；火熱使局部氣血壅聚，灼血腐肉，則易形成口瘡，癰腫膿瘍；熱盛氣化太過，代謝加快，則尿頻，從而易出現發熱、乳蛾、口瘡、皮膚瘡瘍、麥粒腫等非健康傾向。

七者，高敏體

定義描述：以好發過敏性疾病或多種食物過敏為主要表現的一組亞健康狀態。

主要表現：久咳、易鼻塞、打噴嚏、溼瘡、皮膚搔癢、易蕁麻疹、易皮膚抓痕、皮膚粗糙、易哮喘、蚊蟲叮咬反應強烈、清嗓子、鼻眼癢、大便祕結、舌質紅、多種物質過敏、肥胖。

非健康傾向：易咳嗽、溼疹、細支氣管炎、哮喘、蕁麻疹、瘢痕體質、鼻炎、咽炎、中耳炎。

病因病機：中醫理論認為，人體過敏現象的發生，與遺傳相關，亦與後天關係密切，主要責之於肺、脾、腎等臟功能紊亂及其氣血失調，寒、溼、毒積聚體內，使機體免疫功能下降。因肺主皮毛，司腠理開合，外邪侵襲，首先犯肺，出現皮膚高敏；肺開竅於鼻，則鼻塞，鼻癢，打噴嚏；脾主運化，脾虛則水溼不化，日久水溼痰飲等病理產物堆積，表現為對多種物質過敏，溼疹；痰飲留伏，外感風邪，風痰膠結於內，則哮喘反覆發作，從而易出現久咳、蕁麻疹、溼疹、哮喘、鼻炎、對多種物質過敏等非健康傾向。

八者，怯弱體

定義描述：以性格內向、膽小易受驚嚇為主要表現的一組亞健康狀態。

主要表現：少言、交流欠缺、膽小、易驚嚇、夜驚、夜啼、多夢、熱驚史、情緒不穩、多靜少動、早產兒、出生低體重兒、肥胖嬰兒。

非健康傾向：易高熱驚厥、五遲五軟、易驚嚇、膽小、性格內向、語言發育慢或缺陷、感覺統合功能失調、交流障礙、癲癇、癔病。

病因病機：因先天腎元未充，稟受其母氣血充養不足，以致先天、後天腎脾兩虛，各臟腑無以滋生化育，其形態、功能均不成熟，形神皆失於涵養，則出生多低體重兒、早產兒；五臟稟氣不足，皆失濡養，令其功能失職。肺主氣，肺稟不足則少言，不主動交流，多靜少動；心藏神，心稟不足則雙目少神，精神萎靡，受到批評易哭、多夢；脾主四肢，開竅於口，脾稟不足則納差，肌肉不生，手足如削；肝主筋，開竅於目，肝稟不足則筋萎不長、膽小、熱驚；腎主骨，腎稟不足則形體瘦小、骨弱，從而易出現癲癇、癔病、五遲、五軟、身高體重不達標等非健康傾向。

8. 小兒欲病論

小兒欲病者，謂將病、近病之意。亦可謂之病前狀態，或潛病態。小兒欲病有四：

一曰欲病之時。小兒欲病之時，也即易病之時。一時，因六氣突發太過，兒體不應，感觸而發。若迅及大寒、大熱、風燥，易肺系之疾；二時，因四時更替之機，六氣不定，易感而疾；三時，疫毒之邪驟發，眾兒感觸，此時易染，未病先防，禦體侵染則可不病；四時，獨見學齡之兒，應考之時，勞倦心火，此時最易急躁易病，調適勞逸則少恙；五時，學齡前小兒，每遇入園之初，最易感觸，此時調理，令兒少疾。

二曰欲病之體。欲病之體，即易病之體，易病之人也。一者，偏盛偏衰之體，若小兒之氣虛體、陽虛體、熱盛體、痰溼體、肝火體、高敏體、怯弱體、積滯體；二者，大病久病之兒、先心兒、術後兒、痟證兒、症瘕兒、五遲五軟兒、久瀉兒，此諸兒正衰不固，易感欲病。

三曰欲病之為。小兒欲病之為，蓋指飲食不節，起居無常，驚恐驚嚇，藥峻誤治，機體受損，欲病易病。一為，小兒暴飲暴食之後，易傷腸胃，調飲食，和脾胃則少病；二為，突減衣被，或突淋雨雪，或夜眠暴涼，急令溫暖，熱漿飲之，欲病可止；三為，小兒突遇驚嚇，神氣怯弱，情志所傷，易驚易病，安撫擁抱，轉情移志，則不易為病；四為，大量、持續、多種、經常應用抗生素、激素。藥可治病，亦可致病，小兒臟腑清靈，不耐克伐，調理機體，減毒護正。

四曰欲病之候。小兒欲病之候多變，因人而異，需細察明辨。一者，夜眠不安，夜啼多夢，突異平常（胃不和則臥不安），此欲病之候；二者，非常之急躁易怒，或倦怠乏力，或情緒低落，必有不適相隨，欲病易病；三者，口臭、腹脹、苔白厚膩者，欲病之徵，急與消食導滯則安度；四者，打噴嚏、鼻塞，清咽不適，外感欲病之候，急投熱漿頻飲，安睡靜養，熱浴微汗，諸法可祛。

醫者，知小兒欲病之時、之體、之為、之候，未病先防，上醫也；父母者，知之可調、可護，亦益。

9. 小兒慎補論

小兒生機蓬勃，發育迅速。正因於此，唯恐生長遲緩，妄補者眾多。妄食補者，責之於父母。日日膏粱厚味，甚則烏、甲、參（烏雞、甲魚、海參），肚（魚肚），鹿（肉）峻補。餐餐過好過細，終致小兒腸胃壅滯，反不化生水穀，致積、致疳、致瀉者眾。雖用心食補，則小兒日見羸瘦，熱鬱煩躁。故小兒之食補，仍宜五穀為要，兼有魚蝦肉食，總以脾胃可納可化為度，食補不峻。

更有補者，責之於醫。應父母之求，欲小兒速長快育，求醫補品，醫者不辨，誤以為補則皆益，給予參（人蔘）、蟲（冬蟲夏草）、阿（阿膠）、紫（紫河車）、茸（鹿茸）之品。然雖予峻補，確不速長，反致小兒天癸早旺，男鬚女經早至，凡此種種，違小兒自然生長之道。

更有商賈，唯利是圖，保健之品種種，推售小兒，久用多食，陰陽失調，反致形神異常，變生異候，弊端多多。為小兒醫者必不可薦用，切記！

藥補不及食補，食補必遵自然之味，小兒之補慎也。

10. 萬全「育嬰四法」論

萬全《育嬰家祕》曰：「一曰預養以培其元，二曰胎養以保其真，三曰蓐養以防其變，四曰鞠養以慎其疾。預養者，即調元之意也；胎養者，即保胎之道也；蓐養者，即護產之法也；鞠養者，即育嬰之教也。」「育嬰四法」指導人們的孕、胎、產、養。

預養以培其元

預者，預備、預先、提前、準備之意；養者，補養、保養、調養之意；元者，真元之氣也。預養以培其元，指懷胎之先，應預養父母，保養真元之氣，為孕胎做好準備。吾以為父母雙方在交合孕胎之前，應做到以下四要：一要年齡適宜。《素問．上古天真論》言：「女子七歲，腎氣盛，齒更髮長；二七而天癸至，任脈通，太衝脈盛，月事以時下，故有子。」《褚氏遺書》云：「合男女必當其年，男雖十六而精通，必三十而娶；女雖十四而天癸至，必二十而嫁。皆欲陰陽氣完實而後交合，則交而孕，孕而育，育而為子，堅壯強壽。」認為男、女的適宜年齡分別為 30 歲和 20 歲。二要追訪先輩病史，規避胎傳之疾。《廣嗣紀要．擇配篇》言：女有螺、文、鼓、角、脈五種不宜，男有生、犍、變、半、妒五種病，均難結胎而有子。婚前進行必要檢查，追訪家譜、族系，減少遺傳性疾病和畸形兒之出生。三要食養充裕，精力充沛。男女均清淡飲食、作息規律、適量運動，則男精女血充足。四要睡眠充足，心神愉悅。《廣嗣紀要．寡欲篇》言：「女子之性偏急而難容，情媚悅而易感。難容則多怒而氣逆，易感則多交而瀝枯。氣逆不行，血少不榮，則月事不以時也。此女子所以貴平心定氣，養其血也。」兼備如是四要，則男女形神兼備，真元之氣盈盛，擇春月生發之時，陰陽交合，孕播生命之種。《育嬰家祕．十三科》：「男悅其女，女悅其男，兩情欣洽，自然精血混合而生子也。」如稼禾植種，必擇良種，選適時、播沃土。正如《育嬰家祕．十三科》所言：「天之德，地之氣，陰陽之至和，相與流通於一體，能順時數，謹人事，勿動而傷，則生育之道得矣。」

胎養以保其真

此乃孕期保健論。孕初，胎芽脆弱，易受「天時、地利、人和」等相關不利因素左右。《育嬰家祕．十三科》言：「刀犯者，形必傷；泥犯者，竅必塞；打驚者，色青黯；繫縛者，相拘攣。」如稼禾之種，初萌其芽，須時時呵護，以免受蟲害。應行為以「調喜怒，節嗜欲，作勞不妄」，終使「氣血從之，皆所以保攝妊娠，使諸邪不得干焉」。

所謂調喜怒者，孕母當保持心神愉悅，忌喜、怒、憂、思、悲、恐、驚七情過度，此對胎兒尤為重要，然亦多被忽略。孕婦情志之不良變化除令自身氣血紊亂外，還特別不利於胎兒之生長發育，「過喜則傷心而氣散，怒則傷肝而氣上，思則傷脾而氣鬱，憂則傷肺而氣結，恐則傷腎而氣下，母氣既傷，子氣應之，未有不傷者也。其母傷則胎易墮，其子傷則胎氣不完，病斯多矣」。若孕母心神愉悅，則五臟安和，氣血流暢，胎元安固，子女出生後身體健康、心智聰慧。

《育嬰家祕．十三科》：「子在腹中，隨母聽聞。自妊娠之後，則須行坐端嚴，性情和悅……如此則生男女福壽敦厚，忠孝賢明。」

所謂節嗜欲者，孕母必食養為要，不忘食節、食忌。《育嬰家祕．十三科》：「兒在母腹中，借母五臟之氣以為養也。苟一臟受傷，則一臟之氣失養而不足矣……酸多則傷肝，苦多則傷心，甘多則傷脾，辛多則傷肺，鹹多則傷腎。」現僅顧食養不顧食節、食忌者眾。《萬氏女科．胎前章》：「喜啖辛酸煎炒肥甘生冷之物，不知禁口，所以脾胃受傷，胎則易墮；寒熱交雜，子亦多疾。」嗜食膏粱厚味，必致母肥胎瘦。因過食肥甘，緩滯脾胃，水穀不化精微，反長孕母膏脂，致痰溼內生，胎兒水穀之精反少，故多胎瘦，胎易怯弱。不節制生冷、辛辣之物，致熱毒內生，形成胎毒，必傷胎兒。孕母多入非天然食物，無度、不忌，亦致食毒傷胎。故《萬氏女科．胎前章》言：「婦人受胎之後，最宜調飲食，淡滋味，避寒暑，常得清純和平之氣，以養其胎，則胎元完固，生子無疾。」

所謂作勞不妄者，孕母過勞過逸均不宜。過勞則耗氣血傷胎氣；過逸則弱母筋骨，蘊肥胎，致胎氣不強，胎養不足。《陳氏小兒病源方論．小兒胎稟》曰「懷孕婦人……飽則恣意坐臥，不勞力，不運動，所以腹中之日，胎受軟弱」；《萬氏女科．胎前章》云：「婦人受胎之後，常宜行動往來，使血氣通流，百脈和暢，自無難產，若好逸惡勞，好靜惡動，貪臥養嬌，則氣停血滯，臨產多難。」然亦不能過勞，過勞則耗氣血傷胎氣，宜小勞。《女科祕要．保胎法》言：「宜小勞，勞則氣血流通，筋骨堅固。胎在腹中，習以為常，雖微閃挫，不至壞事。」

此外，孕母患疾，其病邪易入胞傳胎，疫毒之邪為患更甚，如時疫感冒、疫疹疫斑等，亦早投祛邪保胎之品，忌大毒、峻烈之藥，避免邪未損胎而藥令胎傷之誤。其中化學藥品更忌，且中病即止，不可過度治療。《育嬰家祕》云：「妊婦有疾，不可妄投藥餌。必在醫者審度病勢之輕重，藥性之上下，處以中庸，不必多品。視其病勢已衰，藥宜便止，則病去於母，而子亦無殞矣。」、「凡孕婦無疾，不可服藥。設有疾，只以和胎為主，其疾以末治之。中病即已，勿過用劑也。」

蓐養以防其變

蓐，《說文解字》解釋為陳草復生，引申為臥草之意。蓐養，蓋指嬰兒初生之月，子母兼養，持順防變。小兒初生，臟腑嬌嫩，形氣未充。如生機盎然之禾苗，剛剛萌芽，宜水肥有度，使六氣無不及、無太過，有其時有其氣，天人相應，如是則能生長旺盛，發育迅速。《育嬰家祕》「小兒在腹中，賴血以養之，及其生也，賴乳以養之」。出生前，胎兒全賴孕母滋養，出生後，漸立自身脾主運化、肺主宣降、肝主疏泄、心主血脈、腎主升發之功能。如禾苗初出土壤，初納天地之六氣，必不能順應自調，此時最易受損罹病。故訓立嬰兒良好睡眠、乳食、二便之習甚為重要。此期同現代醫學之新生兒期，胎兒驟然離開母體，遭受重大之環境變化，故此期病易凶險，死亡較眾，應「重在保全」、「貴在調養」。又因小兒臟腑嬌嫩，患病之後，易為病邪克伐，亦易為藥物克伐，故此期施藥，必審慎精準，中病即止。

蓐養，也含蓐母之養，孕母初產，氣血虧虛，易為六淫、情志、勞逸所傷，產後之疾諸多，產婦之疾殃及嬰兒，母病及子，或致新生兒乳少失養。故初產之母，也當食養以充氣血，暢心智，如此則形神兼備，乳汁充盛，營養豐富，嬰兒生長旺盛。但若是嬰兒乳食過度，食滯脾胃，反致嬰兒生長不良。乳母過食肥甘，或過食辛辣均可致嬰兒熱盛易病，《保嬰撮要》言：「小兒初生……須令乳母預慎七情六淫，厚味炙煿，則乳汁清寧，兒不致疾。」故乳母宜飲食有節、有律，此謂「防其變」。

鞠養以慎其疾

《育嬰家祕》言「養子須調護，看成莫縱弛。乳多終損胃，食壅即傷脾。衾厚非為益，衣單正所宜。無風頻見日，寒暑順天時。」鞠養以慎其疾，蓋指養護小兒飲食、起居，以防疾病之生。可概括為：要使小兒長好，必賴於小兒吃好、睡好、玩好。

吃好。小兒生長迅速，更賴於水穀濡養，又因脾常不足，脾胃脆薄，乳食不能自節，故易病從口入。《古今醫統大全．幼幼匯集》云：「小兒飲食，吃熱、吃軟、吃少則不病，吃冷、吃硬多則多病。」《育嬰家祕．脾臟證治》云：「幼科方中脾病多，只因乳食致沉痾。失飢失飽皆成疾，寒熱交侵氣不和。」可見乳食所傷之基礎為脾胃脆薄。《馮氏錦囊祕錄》引《尊生編》言：「食宜常少，亦勿令虛，不飢強食，不渴強飲，則脾勞發脹。朝勿令飢，夜勿令飽。」《馮氏錦囊祕錄》引《調食法》云：「寧少毋食多，寧飢毋食飽，寧遲毋食遠，寧熱毋食冷，寧零毋食頓，寧軟毋食硬。」故小兒之養，當乳食有節、有時、有禁、有忌。有節，即飲食有節制，不可無度、過飽；有時，即整頓吃飯，非飯時而不進食；有禁：即禁膨化食品、甜膩之物（可泛指一切由工廠製造的食品）；有忌：即勿食辛辣、生冷之品。

睡好。睡乃小兒天性，此多不慎，其睡眠之質、之量均關乎小兒生長、發育、智力、心志之良差，故小兒睡眠宜有時、有度、有律，如是則令小兒神爽體健。又如小禾之苗，必受日月盈虧而晝動夜臥，如是才能生長良好，健康無病。

玩好。玩耍遊戲乃小兒又一天性，玩能壯體、益智、養心、健腦。小兒必於玩耍中強其筋骨。又如稼禾之苗，必經風見雨，才能根固苗壯。《諸病源候論》言：「天和暖無風之時，令母將抱日中嬉戲，數見風日，則血凝氣剛，肌肉硬密，堪耐風寒，不致疾病。若常藏在帷帳之內，重衣溫暖，譬如陰地之草木，不見風日，軟脆不任風寒。」《育嬰家祕．十三科》言：「小兒始生，肌膚未實，不可暖衣，暖甚則令肌膚緩弱。」《備急千金要方．初生出腹論》言：「不可令衣過厚……兒衣綿帛，特忌厚熱，慎之慎之。」但又囑：「背暖」、「肚暖」、「足暖」、「脾胃要溫」。上為小兒調護之真言，切記！玩能益智健心，故父母帶教，應訓兒與人相合相善，與人分享，與人共娛，學知益智，與自然合一，應天地之變，識天地人間之道，以達強心健腦之旨。即所謂心理健康，心靈健康，社會適應之大健康。

11. 小兒調理論

調理本為調整、糾錯、理順之意。中醫常用於表述對機體維護之意，乃治未病之法。小兒調理更為常用，因小兒生機蓬勃，生長旺盛，猶如稼禾，旺長之季，最需田間管理，必肥水適宜。小兒亦應此道，故小兒調理更為必要。醫者當知此道，獲此術，每予臨證，父母常求。

小兒調理之法，有為醫護者從之，有為父母者從之。父母為之者，旨為小兒生活起居有常，飲食玩耍有節，六淫避之有道。糾其謬誤，即為調理之法。醫護為之者，旨為依醫護之法，理順小兒失序臟腑之氣，持陰陽為氣血、津液、經絡之平和。如是則小兒生長旺盛，少疾無害，形神兼備。

小兒為疾，其傷害之度勝於常人，故調理生長，防患未然，此為上工。為小兒醫，僅持治病之術，不擅防病之道者，下工也。

小兒調理之術

藥之術：處方用藥，應因時因地因人而異，辨證調理。處方之道宜小劑緩施，不可操之過急而下峻猛之劑。小兒藥之調理，內服為多，謹固護脾胃。服藥難從者，濃煎納肛亦宜。

外之術：蓋指手法之捏脊、推拿、摩腹、點穴，外用之貼敷、藥浴、針灸、溫熨、佩戴、日沐。捏脊推拿之術，強身健體，防病杜微更宜；貼敷、藥浴、臍療、天灸諸法，皆為常施；針灸溫熨，如四縫、微針、放血之法，暖暖包、砭石、青鹽、熱熨之法。凡此種種，皆可調理。

食之術：食療、食節、食忌之法。調寓食中，或調寓茶中。

小兒調理之人

未病之人調理健體防病。欲病之人，調理杜微，欲病不病，或欲病輕病。病後之人，調理機體，速令康復，或預防復發。小兒已病之人，調理之道、之法，亦宜施加，此乃扶正祛邪之意。有醫者，重治輕防，重祛輕扶，往往邪雖已祛，正氣亦傷，小兒尤為如此，故小兒已病，調理扶正，正強邪自祛。如是則病後康復速，復發鮮矣。

小兒調理之時

擇時一：六氣發生太過，或發生不及，或非其時而有其氣。蓋指六氣淫變之時。

擇時二：疫毒泛行之時。

擇時三：暴飲暴食，飲食不節之時。

擇時四：過勞過倦之時，如玩耍勞甚，習學過勞，勞則傷氣，氣傷不禦，此時易為外感所傷。

擇時五：大病久病之後，邪祛正衰，故當調之。

擇時六：誤治重劑，損傷正氣，調之抗害。

擇時七：生長緩慢，肉軟筋弱，調之助長。

擇時八：急躁易怒，內向怯弱，調之平肝益志。

擇時九：易感冒，久咳，鼻窒、鼻淵之體，調之不受邪犯，則鮮病矣。

擇時十：四季調理，暑月調理，冬病夏治之意。秋末冬初，小兒肺系病好發時。冬末春初，調理防哮，防過敏。春月萬物生發，草木方萌，調理促兒之生長。

12. 小兒粥食論

小兒脾胃脆薄，《陳氏小兒病源方論》云「吃熱、吃軟、吃少則不病」正中小兒脾胃之機，而粥食則正合小兒脾胃之理。粥者，糜也，五穀久煮為糜，適宜小兒之脾胃，又合軟、熱、少之性，故粥最養小兒。粥與胃，稠黏綿密、相濡以沫，加用藥食同源之物，寓藥於食，最宜小兒。舉以常用二粥，臨證有效：

一粥者，山藥百合小米粥

組成：山藥、百合、胡蘿蔔、小米，加少量小蘇打。

山藥：補脾養胃，生津益肺，補腎。脾虛證，肺虛證，腎虛證。且山藥多食不偏。乳嬰兒可糜甚。

百合：養陰潤肺，清心安神。多食白膚。乳嬰兒可糜甚或取汁後入。

胡蘿蔔：腸胃不適、便祕，夜盲，小兒營養不良。乳嬰兒可取汁後入粥糜。

小米：補虛損，開腸胃，更助補脾胃之力。

小蘇打：味澀，微量可助五穀為糜，又可消小兒腸胃之腐穢。

諸品合用，可療小兒之脾胃虛弱諸不足，如積滯、疳氣、面色萎黃、肉弱、氣虛易感諸證。常食無慮。

二粥者，山藥荸薺糯米粥

組成：山藥、荸薺（或代以蓮藕，或代以萵筍）、生薏仁、糯米，加少量小蘇打。

荸薺：清肺熱，生津潤肺，利尿通淋，化痰通腸。有「地下雪梨」之譽，最宜小兒肺系之疾。

蓮藕：清熱、生津、涼血、散瘀、補脾、開胃、止瀉。常食養體。

生薏仁：健脾滲溼，除痹止瀉。大便不化者，可炒微黃入粥。

糯米：補脾胃、益肺氣。護小兒腸胃。

小蘇打：與一粥同理。

諸品合用，健脾胃、厚腸胃，又清體內之熱，最宜體虛而內熱便乾之小兒肺系常發者。同理荸薺、蓮藕、萵筍可取汁，宜乳嬰之兒。

13. 小兒五官養護論

小兒五官應五臟，五官之候乃五臟之象，五官常示五臟旺。兒之初生，五官初及天地之氣，初視物，初聞氣，初食味，初聞聲，五官之初最為重要。小兒之目，視物而辨色也。初視之兒，不可光亮甚耀，耀甚則傷目。視物逗玩，不可太近，久之易雙目對視、斜視。年長兒之目，最易弱視、遠視、近視，皆因視物過近日久，目之肌肉經脈久勞傷損所致。現代之手機、電腦、電視，久勞小兒之目，傷視最甚。囑小兒久視遠物益目。

小兒之鼻，嗅氣味也。初生兒不宜久聞濃烈之氣，如香精、油漆、汙濁之物，如是則傷鼻，鼻傷則日後必聞之不識不辨。小兒之嗅，宜清輕之氣，無論氣味之好惡，均不可過甚、過久，遵之不及，必傷鼻氣。唯天地自然之氣可常及。

小兒鼻病，不可久施外治，或噴塗，或淋洗，恐傷鼻之經絡，留弊日後。小兒之口舌，嘗五味，利飲食也。初生之兒，口味未定，不宜五味太過，太過則傷味覺，必衰五味之功，日後食之無味。然，有禁鹹於嬰兒者，遵之過度，不可取，唯不甚是也。

小兒之耳，聞五聲，理同五味，不可太過，太過則傷耳，甚則傷神。清輕柔耳之聲，小兒最宜。若天地間之鳥、蟲、蟬、蛙之聲均宜，人賴天地之精氣生，亦賴天地之聲養。雜亂之聲易傷耳，突發之聲既傷耳又傷神。父母之語聲必慎出，最應小兒，故父母之言，宜悅聲、善語、柔和。最忌穢聲穢語，否則必令日後成大效仿。

14. 小兒溫熨論

小兒雖純陽之體，熱證居多，然陽之氣脆弱，臟之形柔嫩，最易中寒傷正，變生諸證，不可不知，故溫熨之法常常臨證為用。溫熨施之，必因於寒傷、陽虛，如此方中病機。小兒傷寒，有外寒傷、內寒傷之別，外寒傷，如風寒外感、涼腹，又因小兒每多貪食涼品，又多冷氣之寒傷，也有因此而致陽虛之寒。

食涼中寒，苦寒之藥，直伐中焦而中寒。又苦寒之藥，重劑久用，必傷中陽，宜溫熨之法。因寒外感者，調護以暖衣厚被之法；或於感寒之始以溫熱淋浴之法；或以艾草沐足溫下通上之法，至微汗為宜；或食之藿香、荊芥、芫荽、生薑之湯飲；或寒中粥溫，烹以小米南瓜粥，以溫養中焦，少與高良薑更效；或以大青鹽暖暖包，溫熨中脘；或艾絨灸之，艾絨肚兜亦宜；或電熱吹風機隔巾溫之。上述溫熨之術，最宜於風寒外感輕證、風寒咳嗽、痰溼咳嗽、寒哮、風寒泄瀉、嬰兒腹瀉、寒中腹痛、脾腎陽虛之疳證之諸疾。

15. 小兒藥浴論

小兒藥浴乃外治之術，蓋指中藥煎煮，以蒸汽熏之，以藥液沐之、以藥液浸之，或局部，或周身，以經絡之行，使藥達病所，或藥或熨同功而效，治療小兒諸多疾患。亦有小兒養生保健之用。古稱之為「氣熨」、「溻漬」或「淋洗」。正如《素問・至真要大論》所云：「摩之浴之。」小兒藥浴適宜，一則簡、便、驗、廉；二則小兒易於受用；三則小兒肌膚柔嫩，藩籬疏開，藥力易透達經絡，故小兒尤宜。此類同於內治之法，僅藥途不一罷了。此法藥切皮膚，徹到腠理，因皮膚內連臟腑，經脈相通，藥物之氣味透過皮膚，直入經脈，輸布全身，融化於津液之中，與之合而為之，直達病所，隨生藥效。是法功效：疏通經絡腠理、發汗解熱、調和氣血、解毒化瘀、生肌收口、祛風燥溼、殺蟲止癢、扶正祛邪、調整陰陽、協調臟腑、濡養全身，效用廣泛。

現代醫家以為：小兒藥浴之法可助血管擴張，促進血液及淋巴液循環，改善周圍組織之營養，以達到消炎退腫之用。又因溫熱之功可促進單核吞噬細胞系統之吞噬功能，增加新陳代謝。對真菌、細菌感染性疾病，能直接發揮抑制與殺滅病菌之功。藥物作用於局部而引起的神經反射作用激發機體之自身調節作用，促進抗體形成，提高機體免疫功能。

小兒藥浴慎則：

一則辨證伍藥，明藥之寒熱溫涼，知病之寒熱歸屬。

二則浴前詢其小兒有無宜禁不宜。

三則配伍用藥忌使穢惡難聞、傷膚之品。

四則應時時清潔浴具，忌多人同浴，避傳染之疾，如疥癬、滴蟲之患。

五則冬令之時，應保暖避風，汗收出外，規避風寒外感。

六則溫度適宜，令患兒緩緩入浴，免傷肌膚。

小兒藥浴忌則：

一忌急、危、重症之兒。

二忌盛狀之皮膚瘡瘍之兒。

三忌過飽、過飢、過勞之兒。

簡論小兒藥浴至此，詳述有《小兒藥浴療法》一書。

16. 消積方論

積滯乃小兒常見病症。正如萬全《育嬰家祕・卷之一》云：「小兒之疾，屬胎毒者十之四，屬食傷者十之五，外感者十之一二。」小兒「脾常不足」，腸胃脆薄，易飢易飽，加之後天飲食失節，父母溺愛，肥甘厚味，不加制約，飲食自倍，腸胃乃傷，以成積滯。積滯患兒可見口臭、納少、便乾、腹脹、夜眠不安、舌苔厚或大便黏膩不化等症。另小兒積滯最易誘引外邪或引發內因，從而導致發熱、乳蛾、咳嗽、厭食、腹瀉、腹痛、夜驚諸證。故立消積之方，用於食積引起之諸多疾患。

消積方組：薑厚朴 3g，大黃 3g，生梔子 10g，炒牽牛子 6g，炒牛蒡子 10g，車前子 15g，白荳蔻 3g，共七味。

大黃：性味苦，寒。有瀉下攻積、清熱瀉火、涼血解毒、逐瘀通經、利膽退黃的功效。《藥性賦》：「通祕結，導瘀血，必資大黃。」《神農本草經》謂其：「下瘀血、血閉，寒熱，破症瘕積聚，留飲宿食，蕩滌腸胃，推陳致新，通利水穀，調中化食，安和五臟。」小兒為病，最易發實熱之證，大黃常選。

炒牽牛子：性味苦，寒。有毒。能祛積殺蟲，瀉下逐水，炒用則藥性減緩，制約藥毒。《本草綱目》謂其：「逐痰消飲，通大腸氣祕風祕，殺蟲。」

大黃為療積滯便祕之要藥，方中大黃、炒牽牛子通腑導滯瀉熱。炒牽牛子亦可瀉肺氣，逐痰飲。

白荳蔻：性味辛，溫。可化溼行氣，溫中止嘔。《神農本草經》：「主積冷氣，止吐逆，反胃，消穀下氣。《開寶》」

薑厚朴：性味苦、辛，溫。可燥溼消痰，下氣除滿。《名醫別錄》：「主溫中，益氣，消痰，下氣，治霍亂及腹痛，脹滿，胃中冷逆，胸中嘔逆不止，泄痢，淋露，除驚，去留熱，止煩滿，厚腸胃。」《藥性賦》：「厚朴溫胃而去嘔脹，消痰亦驗。」小兒積食為多，食積必令脘腹脹滿，該品甚宜。

薑厚朴行氣化溼，並可助大黃瀉下之力，且薑厚朴可降肺氣，燥溼。脾為生痰之源，燥溼行氣，亦使脾不易生痰。白荳蔻、薑厚朴相合化溼運脾消食積，甚妙。

梔子：性味苦，寒。歸心。能瀉火除煩、清熱利溼、涼血解毒。《藥性賦》：「梔子涼心腎，鼻衄最宜。」《神農本草經》：「主五內邪氣，胃中熱氣。」

車前子：性味甘，微寒。可利尿通淋，滲溼止瀉，明目，祛痰。《本草綱目》：「導小腸熱，止暑溼瀉痢。」《藥性賦》：「車前子止瀉利小便兮，尤能明目。」小兒食積泄瀉，又能起利小便實大便之力。

梔子通瀉三焦之火，梔子、車前子相合清熱瀉火，以消食積所生之鬱熱。此外，車前子利尿，使熱從小便而下。

牛蒡子：性味辛、苦，寒。能疏散風熱，宣肺祛痰，利咽透疹，解毒消腫。《藥性賦》：「牛蒡子疏風壅之痰。」《藥品化義》：「能升能降，力解熱毒……味苦能清火，帶辛能疏風，主治上部風痰，面目浮腫，咽喉不利，諸毒熱壅，馬刀瘰癧，頸項痰核，血熱痘瘡，時行疹子，皮膚隱疹。凡肝經鬱火，肺經風熱，悉宜用此。」炒牛蒡子辛能升浮，苦寒清降，既具升發之性，又有解毒利咽之功，通達上下，宜於小兒。

縱觀全方，重用消法、下法，兼以健運脾胃之氣。「脾宜升則健，胃宜降則和」，諸藥合用，具有消積導滯、疏風清熱之功，臨床隨證加減，效證甚多。

小兒脾常不足，運化功能稚弱，易飢易飽，大便不調，加之當今常過食肥甘厚味滋膩之品而易成積滯，其積滯又成為新的病因導致諸多疾患。該方用於小兒諸積滯，均獲良效。積食腹脹納少，大便黏膩不消化者，加蒼朮、枳殼、神曲等運脾和胃；食積發熱者，加青蒿、柴胡、枳殼、連翹等解表清熱；食積咳嗽者，加炒紫蘇子、枳實、桑白皮等化痰止咳消食積；脾虛食壅者，加蒼朮、枳殼、炒白朮、焦神曲等運脾健脾。

17. 亞康方論

處於亞健康之兒常常表現為納呆、口臭、磨牙、口涎、小便黃、大便不調、倦怠乏力、夜眠不安、驚惕、膽小、哭鬧、易怒、多動、暴力、發作性噴嚏、鼻塞鼻鼾、濁涕、面色萎黃或花斑、面頰粟米樣皮疹、髮不榮、腹脹、口唇紅赤、手足心熱、多汗、齒不榮、膚粗糙或皮膚癢、爪甲不榮、嗜異症、眼袋增重、生長滯後、皮膚高敏反應、舌質紅、苔白厚或膩、花剝苔等諸多徵候。小兒長期處於亞健康狀態必令呼吸道反覆感染，而反覆呼吸道感染又令小兒經常處於亞健康狀態，二者互為因果，形成惡性循環。故針對亞健康狀態之核心病機「脾胃不和」、「心脾積熱」，立亞康之方，以達調脾和胃、消食清熱之效。「脾宜升則健，胃宜降則和」。小兒亞健康，亞康方化裁主治。

亞康方組：檳榔 10g，焦神曲 10g，黃芩 10g，炒白扁豆 10g，茯苓 10g，生梔子 10g，炒牽牛子 6g，共七味。

茯苓：性味甘、淡，平。有利水消腫、滲溼、健脾、寧心之功。《本草衍義》謂茯苓、茯神：「行水之功多，益心脾不可缺也。」某中醫教授也提到：「茯苓能補能瀉，補則益中氣，瀉則利飲邪。」《本草求真》曰：「最為利水除溼要藥。書曰健脾，即水去而脾自健之謂也。」《世補齋醫書》：「茯苓一味，為治痰主藥，痰之本，水也，茯苓可以行水。痰之動，溼也，茯苓又可行溼。」

炒白扁豆：性味甘，微溫。有補脾和中，化溼之功。《本草綱目》：「白扁豆……止泄痢，消暑，暖脾胃。」《藥性賦》：「扁豆助脾。」方中茯苓、炒白扁豆二藥相合，健脾益氣，以復原脾胃健運之功。

檳榔：性味辛、苦，溫。有殺蟲消積、行氣、利水、截瘧之效。《名醫別錄》：「主消穀，逐水，除痰澼，殺三蟲，去伏尸，治寸白。」

神曲：性味甘、辛，溫。可消食和胃。《藥性賦》：「神曲健脾胃而進飲食。」《本草綱目》謂其主治：「化水穀宿食，癥結積滯，健脾暖胃。」又謂其能：「消食下氣，除痰逆霍亂，泄痢脹滿諸疾。」

炒牽牛子：性味苦，寒。有小毒。能祛積殺蟲，瀉下逐水，炒用則藥性、毒性減緩。《本草綱目》謂其：「逐痰消飲，通大腸氣祕風祕，殺蟲。」檳榔、焦神曲、炒牽牛子三藥共奏消食導滯之功，令脾胃健運。

黃芩：性味苦，寒。可清熱燥溼、瀉火解毒、止血、安胎。《神農本草經》：「主諸熱，黃疸，腸澼泄痢，逐水，下血閉，惡瘡疽蝕，火瘍。」《藥性賦》：「黃芩治諸熱，兼主五淋。」《本草正》：「枯者清上焦之火，消痰利氣，定喘嗽，止失血，退往來寒熱，風熱溼熱，頭痛，解瘟疫，清咽，療肺痿肺癰，乳癰發背；尤祛肌表之熱……實者涼下焦之熱，能除赤痢，熱蓄膀胱，五淋澀痛，大腸閉結，便血漏血。」

梔子：性味苦，寒。有瀉火除煩、清熱利溼、涼血解毒之功。《藥性賦》:「梔子涼心腎，鼻衄最宜。」《神農本草經》:「主五內邪氣，胃中熱氣。」

黃芩、梔子二藥清熱燥溼，用以清瀉中州之食熱、溼熱及鬱熱。統觀全方，諸藥配伍，調脾和胃、消食清熱。適宜於形體消瘦，面色萎黃，食慾不振，體質虛弱，反覆感冒預防，咳嗽氣喘未病先防，肺炎恢復期及哮喘緩解期等亞健康狀態之兒，加減化裁，每獲良效。偏於納呆者，伍以炒麥芽、枳殼、炒萊菔子等消食和胃；若大便乾結者，伍以生大黃、枳殼、當歸等行氣潤腸通下；若消瘦，體重和身高不達標者，伍以蒼朮、炒白朮、補骨脂、白茅根等運脾補腎；若內熱大者，伍以青蒿、連翹、白茅根等清解內熱；若表虛汗多者，伍以浮小麥、生黃耆、五味子等益氣固表。

18. 咳嗽方論

咳嗽，肺系病症。小兒咳嗽常見多發，常證也，然其難治易發，病程纏綿，易於反覆，四季好發，冬春最甚，秋燥之時也易誘發，施治不當，每多逆變，患兒頻受其擾，父母煩悶。今立咳嗽之方，用於諸多咳嗽之疾，如以咳嗽為主之呼吸道感染，如急性扁桃腺炎、咽炎、氣管炎、支氣管炎、肺炎、喉炎、百日咳、哮喘及咳嗽變異性哮喘諸病。

咳嗽方組：紫蘇葉 10g，桔梗 10g，黃芩 10g，紫菀 10g，薑半夏 6g，蜜百部 10g，蜜枇杷葉 10g，白前 10g，共八味。

紫蘇葉：性味辛，溫。功能解表散寒，行氣寬中。《本草綱目》：「行氣寬中，消痰利肺，和血，溫中止痛，定喘安胎。」小兒外感咳嗽每多夾滯，本品行氣寬中，又益消滯理氣。

薑半夏：性味辛，溫。有毒。可燥溼化痰，降逆止嘔，消痞散結；外用可消腫止痛。《醫學啟源》引《主治祕要》云：「燥脾胃溼一也，化痰二也，益脾胃之氣三也，消腫散結四也……除胸中痰涎。」脾為生痰之源，又宜中焦，小兒肺系之疾最常選此。

方中紫蘇葉外能解表散寒，內能行氣寬中，調暢脾胃氣機，且略兼化痰止咳之功；薑半夏燥溼化痰，溫化寒痰，尤善治臟腑之溼痰。兩藥相合，共奏化痰止咳之功，為君藥。

百部：性味甘、苦，微溫。有潤肺止咳、殺蟲滅蝨之功。《藥性賦》：「百部治肺熱，咳嗽可止。」《名醫別錄》云：「主治咳嗽上氣。」

紫菀：性味苦、辛、甘，微溫。可潤肺化痰止咳，長於祛痰。《藥性賦》:「紫菀治嗽。」《神農本草經》云:「主咳逆上氣，胸中寒熱結氣。」百部、紫菀兩藥均蜜製，強其潤肺止咳，補肺氣之效，味甘苦而溫入肺經，化痰止咳，相須為用，新久咳嗽皆宜。

桔梗:性味苦、辛，平。有宣肺、袪痰、利咽、排膿之功。《珍珠囊補遺藥性賦》:「其用有四:止咽痛，兼除鼻塞;利膈氣，仍治肺癰;一為諸藥之舟楫;一為肺部之引經。」《藥性賦》:「桔梗開肺，利胸膈而治咽喉。」

白前:性味辛、苦，微溫。可降氣化痰。《名醫別錄》:「主治胸脅逆氣，咳嗽上氣。」《本草彙言》:「療喉間喘呼，為治咳之首劑;寬胸膈滿悶，為降氣之上品。」

桔梗苦辛而性平，辛能宣散，善開宣肺氣;白前辛甘性亦平，長於降氣化痰。一宣一降，以復肺氣之宣降，增強君藥化痰止咳之力，為臣藥。

黃芩:性味苦，寒。可清熱燥溼、瀉火解毒、止血、安胎。《藥性賦》:「黃芩治諸熱，兼主五淋。」制小兒上焦之熱最宜。

枇杷葉:性味苦，微寒。歸肺、胃經。功可清肺止咳、降逆止嘔。《藥性賦》:「枇杷葉下逆氣，噦嘔可醫。」《本草綱目》:「枇杷葉氣薄味厚，陽中之陰，治肺胃之病，大都取其下氣之功耳。氣下則火降痰順，而逆者不逆，嘔者不嘔，渴者不渴，咳者不咳矣。」

黃芩入肺經，清瀉肺火；枇杷葉味苦能降，性寒能清，合黃芩、白前，具有清降肺氣之功，亦助君藥加強止咳之效，均為佐藥。

縱觀全方，藥僅八味，量亦輕微，為《醫學心悟》止嗽散加減而得，原方去荊芥、陳皮、甘草，加紫蘇葉、薑半夏、蜜枇杷葉、黃芩，更加清解內熱、清瀉肺火之力。《素問》「五氣所病……肺為咳」，《醫學心悟》「蓋肺體屬金，畏火者也，過熱則咳；金性剛燥，惡冷者也，過寒亦咳」。本方以「解表散寒，化痰止咳，稍清內熱」為法論治咳嗽，全方偏溫而平涼，止咳效果明顯，溫而不燥，散寒而不助熱。

本方對於小兒外感咳嗽、食積咳嗽、過敏性咳嗽、哮喘發作期及預防哮喘復發，加減運用得宜，均可獲效。外感風寒，症見頭痛、鼻塞、流清涕、惡寒發熱等風寒表證較重者，加荊芥、防風、生薑等解表散寒；風熱犯肺，痰黃黏稠，不易咳出，鼻流濁涕等風熱表證重者，加蟬蛻、薄荷、連翹辛涼解表；咳嗽夾滯，腹脹、口臭、舌苔厚膩，或大便乾結者，加大黃、檳榔、枳殼、炒萊菔子等行氣消積、瀉熱通便；過敏性咳嗽，咳嗽陣作，多噴嚏，鼻眼癢，流涕，具有溼疹、蕁麻疹等過敏性疾病史者，加生黃耆、生白朮、五味子、桂枝等益氣固表；哮喘發作，喉間哮鳴，加射干、炒紫蘇子、厚朴、桃仁等止咳平喘；哮喘緩解期，加黃耆、白朮、炒薏仁等補益脾氣、培土生金。

19. 感熱方論

感熱者，外感所令小兒發熱。對於感受六淫之邪所致感冒、乳蛾、急性喉炎伴發熱者，以及感受疫癘之氣所致手足口病、皰疹性咽峽炎、流行性感冒（簡稱流感）、多種傳染病早期之發熱諸證皆可加減主之。

感熱方組：桔梗 10g，青蒿 10g，黃芩 10g，藿香 10g，苦杏仁 10g，柴胡 6g，檳榔 10g，生梔子 10g，共八味。

柴胡：性味苦、平，微寒。歸肝、膽經。可解表退熱、疏肝解鬱、升舉陽氣。《藥性賦》：「療肌解表，乾葛先而柴胡次之。」《神農本草經》：「主心腹，去腸胃中結氣、飲食積聚、寒熱邪氣，推陳致新。」

青蒿：性味苦、辛，寒。歸肝、膽經。能清透虛熱、涼血除蒸、解暑、截瘧。《本草新編》：「瀉暑熱之火。」吾臨證多用於無名之熱。

柴胡既為解肌要藥，且有舒暢氣機之功，合青蒿，以解表退熱。

藿香：性味辛，微溫。歸脾、胃、肺經。有化溼、止嘔、解暑之效。《本草圖經》：「治脾胃吐逆，為最要之藥。」小兒外感之熱每多夾滯，此味最宜。

黃芩：性味苦，寒。歸肺、膽、脾胃、大腸、小腸經。可清熱燥溼、瀉火解毒、止血、安胎。《藥性賦》：「黃芩治諸熱，兼主五淋。」《本草正》：「枯者清上焦之火，消痰利氣，定喘嗽，止失血，退往來寒熱，風熱溼熱，頭痛，解瘟疫，清咽，療肺痿肺痛，乳癰發背；尤祛肌表之熱……實者涼下焦之熱，能除赤痢，熱蓄膀胱，五淋澀痛，大腸閉結，便血漏血。」黃芩清小兒上焦之熱最宜。

梔子：性味苦，寒。歸心、肺、三焦經。有瀉火除煩、清熱利溼、涼血解毒之力。《藥性賦》：「梔子涼心腎，鼻衄最宜。」《神農本草經》：「主五內邪氣，胃中熱氣。」此味除小兒之食熱證。

藿香既可解在表之風寒，又可化在裡之溼濁；黃芩清熱燥溼，瀉火解毒，善清肺火，合柴胡又可解少陽之邪熱；梔子清熱降火，通瀉三焦。四藥相合，共奏清熱解毒除溼之力。

檳榔：性味辛、苦，溫。歸胃、大腸經。有殺蟲消積、行氣、利水、截瘧之效。《名醫別錄》：「主消穀，逐水，除痰澼，殺三蟲，去伏尸，治寸白。」可療膜原之熱。

苦杏仁：性味苦，微溫。有小毒。歸肺、大腸經。有止咳平喘、潤腸通便之用。《藥性賦》：「杏仁潤肺燥，止嗽之劑。」《證類本草》：「殺蟲……利喉咽，去喉痹、痰唾、咳嗽、喉中熱結生瘡。」《珍珠囊補遺藥性賦．主治指掌》：「利胸中逆氣而喘促，潤大腸氣閉而難通。」上宣肺，以掀華蓋之熱；下潤腸以瀉陽明之火。

檳榔可行胃腸之氣，消積導滯；苦杏仁味苦下氣，宣肺潤腸。兩藥相合，行氣理氣且導熱從大便而下。

桔梗：性味苦、辛，平。歸肺經。有宣肺、祛痰、利咽、排膿之功。《珍珠囊補遺藥性賦．主治指掌》：「其用有四：止咽痛，兼除鼻塞；利膈氣，仍治肺癰；一為諸藥之舟楫；一為肺部之引經。」《藥性賦》：「桔梗開肺，利胸膈而治咽喉。」桔梗宣肺利咽、開宣肺氣以利解表。

劉完素以為外感熱病之因「六氣皆從火化」。綜觀全方，重用清法、消法，清消並用，側重於辛涼清熱，表裡同治，理氣疏泄，共達清熱解表、理氣化溼之功。

本方常用於感冒發熱、手足口病及皰疹性咽峽炎、流感或重症感冒早期阻斷，急性喉炎、多種傳染病初期等，臨床運用時，當隨證加減。如兼大便祕結者，可加生大黃、枳實以行氣消積、通腑瀉熱；高熱者，可加葛根以解肌退熱；食慾不振者，加焦神曲、炒麥芽、薏仁以健脾和胃消食；若咳嗽有痰，則加薑半夏、射干清熱化痰利咽；若咽紅、唇赤，可用連翹、蟬蛻、赤芍以清熱解毒涼血；皮疹隱現者，可加蟬蛻、葛根、薄荷等以解肌透疹。年長之兒，感熱方武火輕煎，頻頻啜飲，時疫發熱最效。

20. 嬰瀉方論

嬰兒之瀉常難取效，故應有未病先防、已病防變之理念，故立嬰瀉之方，以療嬰兒腹瀉、秋季腹瀉、抗生素相關性腹瀉、脾胃虛弱或脾腎陽虛瀉，以及營養不良伴大便不化等諸便異常之疾。

嬰瀉方組：炒白朮 10g，茯苓 10g，炒山藥 10g，炒薏仁 10g，車前草 15g，共五味。

白朮：性味甘、苦，溫。有健脾益氣、燥溼利尿之功。《本草彙言》云：「白朮，乃扶植脾胃、散溼除痹、消食去痞之要藥也，脾虛不健，術能補之，胃虛不納，術能助之。」張元素以為白朮「除溼益燥，和中益氣」。《藥性賦》云：「白朮消痰壅，溫胃，兼止吐瀉。」《本草通玄》云：「得中宮沖和之氣，故補脾胃之藥，更無出其右者……土旺則清氣善升，而精微上奉，濁氣善降，而糟粕下輸，故吐瀉者不可缺也。」白朮炒後更助健脾止瀉之力。

茯苓：性味甘、淡，平。有利水消腫、滲溼、健脾、寧心之效。《本草衍義》云：「行水之功多，益心脾不可缺也。」某中醫教授云：「茯苓能補能瀉，補則益中氣，瀉則利飲邪。」《本草求真》云：「最為利水除溼要藥。書曰健脾，即水去而脾自健之謂也。」《世補齋醫書》云：「茯苓一味，為治痰主藥，痰之本，水也，茯苓可以行水。痰之動，溼也，茯苓又可行溼。」

炒白朮合茯苓以健脾除溼為主，利水除溼而不傷正，補氣健脾而不戀邪，故共為君藥。

山藥：性味甘，平。有補脾養胃、補腎澀精、生津益肺的功效。《神農本草經》云其：「補中，益氣力，長肌肉。」《本草綱目》云其：「益腎氣，健脾胃，止泄痢，化痰涎，潤皮毛。」《藥品化義》云：「山藥……其味甘氣香，用之助脾，治脾虛腹瀉。」山藥炒用更助健脾止瀉之力。

薏仁：性味甘、淡，涼。有利水消腫、健脾、滲溼、除痹、清熱排膿之功。清熱利溼宜生用，健脾止瀉宜炒用。《本草綱目》云：「薏仁屬土，陽明藥也，故能健脾益胃……土能勝水除溼，故泄痢、水腫用之。」《本草述鉤元》云：「唯其除溼不如二術之助燥，其清熱益中氣要藥。」《本草新編》云：「薏仁最善利水，又不損耗真陰之氣……故凡遇水溼之症，用薏仁一二兩為君……未有不速於奏效者也。」薏仁炒用更助健脾之力。

炒山藥味甘性平，助炒白朮補脾益氣止瀉；炒薏仁可助炒白朮、茯苓健脾滲溼止瀉。二藥共為臣藥。

車前草：性味甘，寒。功效與車前子相似，具有清熱利尿、涼血、解毒、祛痰等功效。《本草綱目》云「主泄精病，治尿血，能補五臟，明目，利小便，通五淋。」《本草備要》云其可「行水、瀉熱、涼血」。

車前草可利水溼，分清濁而止瀉，即「利小便以實大便」，且車前草性寒，有清熱解毒之功效，合炒薏仁可共奏清熱利尿之功，是為佐藥。

《景岳全書．泄瀉》云：「泄瀉之本，無不由於脾胃。」《雜病源流犀燭．泄瀉源流》曰：「溼盛則飧泄，乃獨由於溼耳……苟脾強無溼，四者均不得而干之，何自成泄？」故該方重在「扶正祛邪」，又「脾胃為後天之本」，故立法宜從脾胃入手。泄瀉多由脾虛溼盛所致，且溼盛可困脾，脾虛又生溼，兩者互為惡，互為因果。本方啟迪於《太平惠民和劑局方》參苓白朮散之意。綜觀全方，藥性平和，健脾氣，滲溼濁，使脾氣健運，溼邪得祛，則泄瀉自除，唯小嬰兒最宜。隨證加減，每獲良效。

若風寒外感居多者，伍以藿香、蒼朮等疏風散寒，芳香化溼助運；若為溼熱瀉，必見瀉下急迫，氣味臭穢，伍以葛根、黃芩等清熱除溼；若飲食不節之傷食瀉者，必見大便酸臭、脘腹脹滿、苔白厚膩，伍以神曲、炒麥芽消食化積；若脾虛甚者，必見大便稀溏，食後作瀉，伍以炒白扁豆、葛根、蒼朮等補脾助運；若脾腎陽虛者，必見大便清稀，完穀不化，伍以炮薑、製附子、五味子、補骨脂等溫腎暖脾、固澀止瀉；若秋瀉，溼熱為著者，伍以炒白扁豆、藿香、葛根、黃芩等健脾化溼；若抗生素相關腹瀉伴腹痛者，伍以木香、厚朴、枳殼等理氣止痛。

21. 複方百部煎方論

複方百部煎伍以生百部 20g、生蒼朮 20g、生黃連 15g，加水適量濃煎至 100ml 備用外塗。該濃煎劑具有清熱、燥溼、瀉火、解毒之功。該方外治小兒諸皮膚之疾。如小兒紅臀、傳染性軟疣、脂漏性皮膚炎、丘疹樣蕁麻疹、嬰兒溼疹、小兒鼻疳、鼻疔、臍溼、臍瘡、疥瘡、膿皰瘡、中耳炎等。

百部：性味甘、苦，微溫。歸肺經。有潤肺止咳、殺蟲滅蝨之用。《日華子本草》：（百部）治疳蛔，及傳尸，骨蒸勞，殺蛔蟲、寸白、蟯蟲。現代藥理研究顯示，百部所含生物鹼能降低呼吸中樞興奮性，抑制咳嗽反射，而達止咳之效。體外試驗對一些皮膚真菌也有抑制作用。水浸液和醇浸液對體蝨、陰蝨皆有殺滅作用。

黃連：性味苦，寒。歸心、脾、胃、膽、大腸經。有清熱燥溼、瀉火解毒之效。《神農本草經》：「主熱氣，目痛，眥傷泣出，明目，腸澼，腹痛下利，婦人陰中腫痛。」《本草綱目》云其用有六：「瀉心臟火，一也；去中焦溼熱，二也；諸瘡必用，三也；去風溼，四也；赤眼暴發，五也；止中部見血，六也。」本品製為軟膏外敷，可治皮膚溼瘡。取之浸汁塗患處，可治耳道流膿；煎汁滴眼，可治眼目紅腫。

蒼朮：性味辛、苦，溫。歸脾、胃、肝經。有燥溼健脾、祛風散寒、明目之功。《神農本草經》：「主風寒溼痹、死肌、痙、疸。」《名醫別錄》：「治大風在身面，風眩頭痛，目淚出，消痰水，逐皮間風水結腫，除心下急滿，及霍亂，吐下不止，利腰臍間血，益津液，暖胃，消穀，嗜食。」《本草綱目》：「大風痹，心腹脹痛，水腫脹滿，除寒熱……治筋骨軟弱。」《本草從新》：「燥胃強脾，發汗除溼，能升發胃中陽氣，止吐瀉，逐痰水。」

臍溼、臍瘡。二證均為溼熱毒邪浸淫臍部皮膚所致。局部可見紅腫、糜爛、滲出。用複方百部濃煎劑清洗局部滲出物，再改用乾粉劑外敷，日 2 次，用至局部乾燥結痂，再改為濃煎劑外擦，日 1 次，連用 3 ～ 4 日。寐前施治更宜。古人云「有諸內者形諸外」，故小兒諸多皮膚之疾，雖予外治之法取效，然除輕疾小恙外，當配合內治之法更效，尤屬反覆日久者。「小兒肌膚薄，藩籬疏」，每遇膚疾，不可久用激素、抗敏之外治之藥，以免藥害。

22. 小兒調理茶飲方論

茶方一：體弱調理茶飲方

組成：太子參 6g，炒白扁豆 10g，生梔子 10g，焦神曲 10g，檳榔 10g，炒牽牛子 6g。

服法：以上諸味打碎如豆粒，棉布包裹，水煎數分鐘，小量頻飲，可加蜂蜜調味。每週服 3 ～ 4 日，每天 3 ～ 5 次。

作用：

太子參：味甘、微苦，性平。入心、脾、肺三經。補氣健脾、生津潤肺。適宜肺脾氣陰兩虛之症。

炒白扁豆：味甘，微溫。歸脾、胃兩經。補脾和中、化溼。脾氣虛最宜。暑溼吐瀉亦用。

生梔子：味苦，性寒。入心、肺、三焦經。瀉火除煩、清熱利溼、涼血解毒。諸熱毒、溼熱證選用。

焦神曲：甘、辛，溫。入脾、胃兩經。消食和胃，化積導滯。如食滯腹脹滿善用。

檳榔：味苦、辛，性溫。入胃、大腸兩經。驅蟲又消積。吾臨證善用。

炒牽牛子：苦、寒，有毒。入肺、腎、大腸三經。瀉下逐水、祛積殺蟲。炒之則令藥緩毒輕，且炒後氣香，消積之中略有健脾作用。可用於痰盛喘咳、飲食積滯。

諸味合用，最宜小兒之氣虛體之易感冒、久咳不瘥。脾虛消瘦，納呆不食。

茶方二：內熱清解茶飲方

組成：白茅根 15g，炒牛蒡子 10g，生大黃 3g，車前子

15g，生梔子 10g。

服法：以上諸味打碎如豆粒，棉布包裹，水煎數分鐘，小量頻飲，可加蜂蜜調味。每週服 3 ～ 4 日，每天 3 ～ 5 次。

作用：

白茅根：味甘，性寒。入肺、胃、膀胱經。清肺胃熱、涼血止血、清熱利尿。宜胃熱嘔吐、肺熱喘咳、血熱鼻衄諸證。小兒溺短溺頻者也宜。

炒牛蒡子：味辛、苦，性寒。入肺、胃經。疏散風熱、宣肺祛痰。又利咽透疹、解毒消腫。尤適宜小兒常發之肺系熱證，如咽喉腫痛、乳蛾痰熱、瘡瘍腫毒。

生大黃：苦，寒。入脾、胃、大腸、心包、肝經。瀉下攻積、清熱瀉火、涼血解毒。小兒積滯便祕常選。尤適宜於小兒上病下取諸證，如目赤咽腫、血熱鼻衄、乳蛾口瘡、痄腮丹毒諸疾。

車前子：甘，微寒。入肝、腎、肺、小腸經。清熱利尿、滲溼止瀉、祛痰。此旨意在清熱於便溺之中。止瀉之旨則因於利小便而實大便也。

生梔子：味苦，性寒。入心、肺、三焦經。瀉火除煩、清熱利溼、涼血解毒。諸熱毒、溼熱證選用。

茶方三：食積消化茶飲方

組成：茯苓 10g，生梔子 10g，檳榔 6g，炒牽牛子 6g，炒麥芽 10g，枳殼 6g。

服法：以上諸味打碎如豆粒，棉布包裹，水煎數分鐘，小量頻飲，可加蜂蜜調味。每週服 3 ～ 4 日，每天 3 ～ 5 次。

作用：

茯苓：味甘、淡，性平。入心、脾、腎三經。利水消腫、滲溼健脾，尤宜小兒肺脾氣虛之咳喘痰飲諸證。脾虛泄瀉、脹滿食少者為宜。

生梔子：味苦，性寒。入心、肺、三焦經。瀉火除煩、清熱利溼、涼血解毒。諸熱毒、溼熱證選用。

炒牽牛子：苦、寒，有毒。入肺、腎、大腸三經。瀉下逐水、袪積殺蟲。炒之則令藥緩毒輕，且炒後氣香，消積之中略有健脾作用。可用於痰盛喘咳、飲食積滯。

檳榔：味苦、辛，性溫。入胃、大腸兩經。驅蟲又消積。吾臨證善用。炒麥芽：甘，平。歸脾、胃經。行氣消食、健脾開胃。最宜小兒米麵山藥食滯證。

枳殼：苦、辛、酸，微寒。入脾、胃、大腸經。消積、化痰、除痞最效。胃腸積滯、溼熱瀉痢諸疾，小兒好發用之正中病機。

小兒為病，用藥審慎，服之最難。茶飲之方，量小味輕，調理之用，最為適宜。

下論

小兒醫者的關鍵：臨床辨證與實踐能力

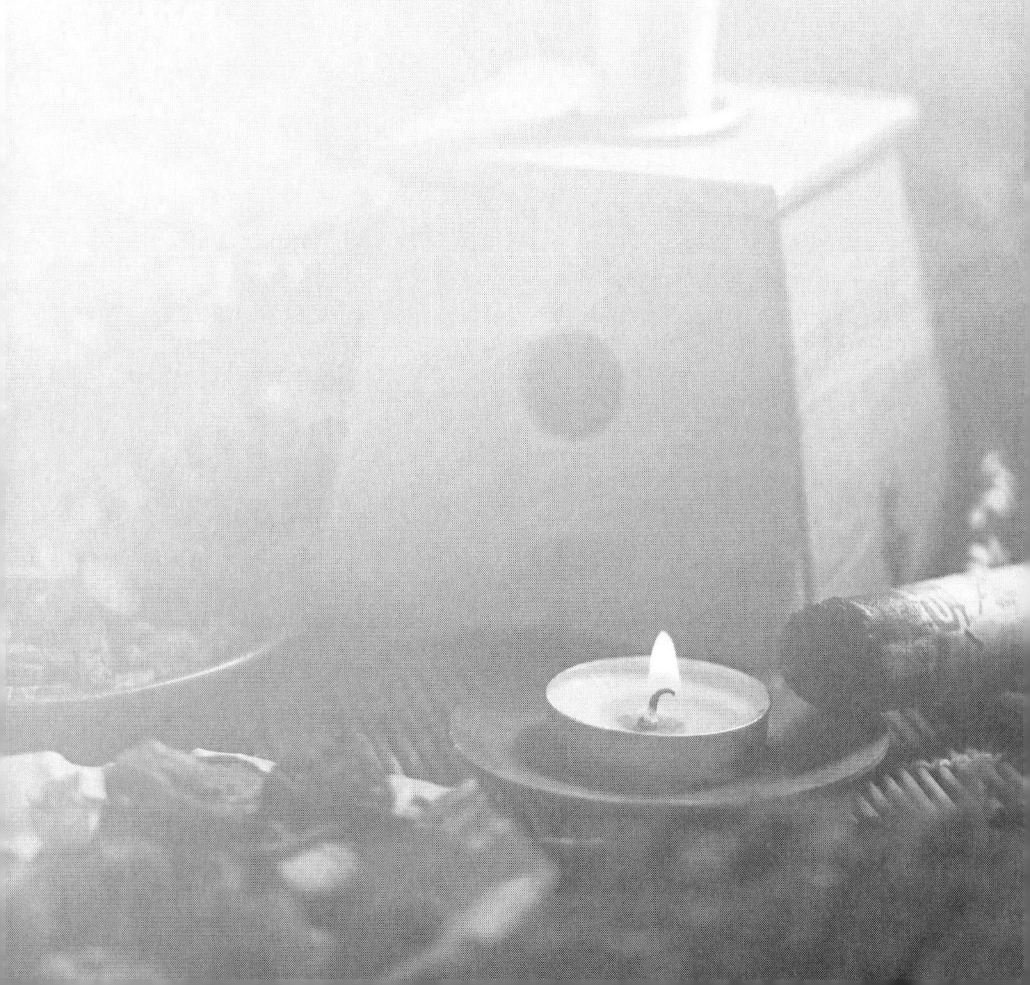

1. 小兒上病下取論

上病乃指小兒病位在上，胸以上為上。下取者，蓋指從治部位從下取效，使邪從下而出之意。統指小兒之上位之病施治以下位方法。「上病下取」之法在小兒疾病中有其獨特意義。

上病下取消乳蛾，指用瀉下之法療發於上焦之小兒乳蛾。適用於急性扁桃腺炎，伴高熱持續不退，喉核色赤腫大，潰爛化膿，咽痛劇烈，吞嚥和（或）呼吸困難，口臭，大便乾結之患兒。小兒嗜食辛辣炙煿之品，熱積胃腸；或先天稟受母體之熱，胃火內熾，上熏咽喉；或復感外邪，風熱犯肺失治、誤治，邪熱入裡，熱毒下蘊胃腸，燥實塞腑，上蒸咽喉，發為乳蛾。此非通下而不能降上火，唯通腑瀉熱，引火下行，乳蛾方消。消積方或感熱方化裁，可酌加射干、薄荷、赤芍、桃仁、生黃耆、生薏仁。

上病下取癒口瘡，指用通腑、利尿之法治療發於上焦之小兒口瘡。適用於燕口瘡、齒齦腫痛、反覆口瘡，瘡瘍周圍黏膜紅赤，灼熱疼痛，口臭流涎，伴尿赤、便乾之證。小兒外感風熱之邪，夾毒夾溼，侵襲肺衛，化熱化火；或餵養不當，恣食膏粱厚味，致脾胃蘊熱；素體熱盛或陰虛，虛火上炎，熱邪上乘心脾，氣衝於口舌，令口舌生瘡。口瘡為標，內熱為本，內熱不清，口瘡難癒。療上之熱當以從下而取，引熱下行。臨證不論腑實證、腑熱證，均以通腑瀉熱、淡滲利尿之法，使熱邪由大、小便分流下泄，則口瘡自癒。消積方或亞康方化裁，有形之熱甚者，消積方；無形之熱甚者，亞康方。

上病下取止頑咳，指用通裡宣表之法治療發於上焦之小兒頑固性咳嗽。適用於外感咳嗽，久咳不癒，或反覆發作，晨起或夜晚咳甚，可伴咽紅、便乾或黏膩之證。肺與大腸相表裡，大便不通則濁氣不降，濁氣不降則肺不宣肅，氣機上逆，發為咳嗽。臨證唯見咳治咳，則咳嗽難止，雖可暫緩，亦極易復發。需審症求因，治病求本。咳嗽為標，腸熱腑實為本。故凡久咳不癒兼有便乾腑實者，不論熱咳、寒咳，均不忘「下法」之用。濁氣下泄，清氣得升，肺宣發肅降之能復常，則咳嗽自止。咳嗽方或消積方化裁，以外感為甚者，以咳嗽方為主；以腑實為甚者，當以消積方為要。上病下取止鼻衄，指用通腑、利尿之法治療發於上焦之小兒鼻衄。適用於鼻衄反覆發作，血色鮮紅，或鼻前庭潰瘍，口苦或口乾臭穢，煩躁，便祕，舌紅苔黃之兒。鼻為肺竅，肺與大腸相表裡，陽明熱盛，上炎肺竅，血熱妄行而致鼻衄。陽明腑熱不瀉，則肺熱難清，鼻衄難止。泄熱之法，有通大便、利小便兩端。故當通腑瀉熱、淡滲利尿，使熱邪由大、小便分利而出，以達「釜底抽薪」之效。消積方化裁。脾虛者，亞康方化裁。

上病下取通鼻竅，指以通腑瀉下或配合足浴之法治療發於上焦之鼻塞、鼻流濁涕或時清時濁之證，濁涕而伴便乾之鼻淵或鼻窒之證。肺主一身之表，開竅於鼻，外邪襲表犯肺，鬱而化熱，肺熱循經上蒸於腦，灼傷竇竅，故鼻流濁涕；肺與大腸相表裡，肺熱下移大腸，故大便乾結不通。欲通上竅，當先通下竅，此乃邪熱結聚於大腸之理。大便得通，肺熱得清，則肺竅自利。或久病肺氣耗傷，肺虛清肅無力，寒邪滯留竇竅，則滲下涓涓不絕，表現為長期鼻塞、流清涕、噴嚏多，當通腑瀉下，宣通鼻竅。降腑之濁氣，宣肺之風寒。消積方化裁主治。艾葉煎湯沐足，至微汗出，此法亦為「上病下取」之法，風寒犯於上，熨足解於下。艾葉氣味辛香，可散寒溼，暖氣血，溫經脈，故用以溫經散寒通竅。內服外用，表裡同治，起效更易。

上病下取治唇炎，指用清熱、導下之法治療發於上焦之唇炎。唇炎乃多種致病因素所引起的唇部炎症性反應。以小兒唇部黏膜乾燥脫屑、乾癢灼痛、腫脹、充血、滲出結痂等為特徵。臨證伴大便乾結、小便短赤者尤宜。孕母過食辛辣厚味，致胎熱內蘊於患兒，令日後易發唇炎；小兒飲食不節，過食肥甘厚味，溼濁內停，蘊久化熱，溼熱上蒸；或復感風熱，致內熱外邪相合，熱毒蘊積心脾，循經上炎，熏灼唇部，乃發唇炎。心脾積熱，燥化太過，腸失濡潤，則大便乾結；心與小腸相表裡，心熱下移小腸，則小便短赤。故當清心瀉脾，上病下取，引火下行，使心脾積熱由大、小腸分流下泄，則唇炎自癒。便乾甚者，消積方主治；脾虛食滯者，亞康方主治。可酌伍白茅根、蒼朮、生白朮、生薏仁、青蒿以助健脾、清熱之功。

上病下取治汗證，指用清熱導滯之法治療小兒之無故全身或頭部汗出過多，甚至大汗淋漓之證。適用於自汗或盜汗，汗出以頭頸、胸背明顯，動則尤甚，可伴口臭納呆，大便祕結，手足心灼熱者。醫者疑或乃缺鈣所致，常與鈣劑、魚油、維生素 D3 等，收效甚微。吾以為小兒喜食肥甘炙煿飲食，積滯不化，化溼化熱，溼熱蘊積，蒸騰炎上，迫津外泄而多汗，且以頭頸背為多。當消積導滯、清熱利溼。積滯得消，溼熱得化，則汗出自止。消積方或亞康方化裁主治。若熱甚者，伍以青蒿、白茅根以清熱利溼；苔白膩者，薑厚朴、白荳蔻運脾化溼；汗出甚者，伍以生白朮、生黃耆、五味子、浮小麥以健脾益氣、固表止汗；積滯納呆者，伍以焦神曲、炒麥芽健脾消食，亦防攻伐傷正；囑多飲食米粥以養胃氣、生津液。

上病下取消針眼，指用清熱、消導之法治療發於上焦之小兒復發性麥粒腫。麥粒腫乃因於瞼緣皮脂腺或瞼板腺感染細菌引起的眼瞼急性化膿性炎症。歸屬於中醫「針眼」。清熱消導之法適宜於反覆發作之局限性紅腫、疼痛、硬結，伴納呆、面色萎黃、大便乾結、夜眠欠安者。小兒體屬「純陽」，發病以實熱證為多，若素體陽明熱盛或喜食燥熱肥厚之品，又因小兒「脾常不足」，易致飲食積滯，積久化熱，熱鬱於內，日久化火，火性炎上，結於眼瞼，則發為本病。當以清熱導滯、散結止痛為法，取其上邪下驅之意。消積方化裁主治。可酌伍生黃耆、生薏仁、赤芍、白茅根以助清熱祛腐之力。

上病下取治痄腮，指以通腑、利尿、清熱為主的方法治療小兒痄腮。痄腮乃風溫邪毒所致之急性傳染病，邪毒從口鼻而入，壅阻少陽經脈，鬱而不散，結於腮部，使氣血運行受阻而發。風熱病邪易化燥傷陰，傳變迅速，加之小兒陽常有餘，陰常不足，故患兒易見鬱熱不散，順傳陽明，胃熱不解，下犯大腸，與腸中積滯相結，熏灼陰津，形成陽明熱結之證。故當通腑瀉熱，急下存陰。如能適時運用，用之得當，且中病即止，則奏功甚捷。本法亦適用於小兒手足口病、頜下淋巴結炎、皰疹性咽峽炎等伴咽紅、納少、口臭、大便祕結之證者。其理何在？患處有異，但皆發於上焦，病機相同，故皆可從下論治也。消積方化裁主治。發熱甚者，可用感熱方加生大黃、桃仁主治。本病為風溫邪毒壅阻少陽經脈所致，若施以清熱解毒之法不效，何也？乃因於風溫邪毒順傳陽明，陽明熱盛不解，下犯大腸，與腸中積滯相結故也。積滯不除，則邪熱難清，諸證難消。故當蕩滌胃腸積滯以瀉熱，邪熱既祛，病癒大半。然苦寒攻下，當中病即止，以免傷及正氣，後期宜清解餘熱、軟堅散結而收功。

上病下取除膿耳，指用通腑瀉熱之法治療小兒化膿性中耳炎。化膿性中耳炎中醫學稱為「膿耳」。通腑瀉熱之法適用於急性中耳炎、慢性中耳炎反覆發作，耳內流膿，膿液腥臭，耳鳴，聽力下降，伴大便乾結、小便赤黃之證。手足少陽經脈皆「從耳後，入耳中，出走耳前」，且耳為少陽之上竅，若反覆外感或恣食肥甘，鬱而化熱，循經上炎，迫傷空竅，溼熱之邪敗血腐肉發為膿耳。當經腑同治，直清少陽經腑鬱熱，瀉腸腑之結，經熱得清，腑熱得泄，熱清絡通則膿耳自癒。消積方或亞康方化裁主治。常伍以生黃耆、生薏仁、蒼朮、桃仁以祛腐生清生肌、燥溼排膿。若為易感冒、久咳者，當伍以炒白朮、葛根、桑白皮、太子參健脾益肺之品。膿多涓涓者，先以複方百部煎外洗，後以同方細粉吹耳。

臨證既識上焦之證候，更辨無形熱邪與有形實邪結聚於中焦、下焦之本質。上病下取，使熱邪清，積滯除，上焦病症自癒。然小兒臟腑嬌嫩，不耐攻伐，脾常不足，故在攻邪同時，佐以健脾養胃扶正之品，以期攻邪不傷正，扶正不留邪。

2. 小兒退熱八法論

小兒發熱最為多見，其病因多樣，四診各異，退法不同。吾臨證常施八法：健脾平熱法、消食退熱法、滲溼化熱法、發汗解熱法、通腑瀉熱法、利尿清熱法、生津抑熱法、鎮（定）驚熄熱法。

健脾平熱法

蓋指健脾退熱之法。多為大病久病之後，邪祛正虛之氣虛發熱者，四診可見：反覆低熱、反覆感冒、乏力多汗、納呆消瘦、面色萎黃、時而泄瀉。此為外邪侵犯機體，傷及脾胃，外邪雖祛，而脾虛一時難復，形成該證，欲祛諸證，單一健脾即可，非健脾而熱不平。多見於現代醫學多種急慢性感染病後之人。臨證常兼用消食退熱法、生津抑熱法。健脾常擇：白朮、炒白扁豆、太子參、黃耆。

消食退熱法

蓋指消食退熱之法。多用於小兒乳食停滯或疳證之發熱。四診可見：低熱煩熱、時時而發、納呆腹脹、夜眠不安、精神不振、舌苔白厚。此乃中焦脾胃食滯，積而化熱所致。當以消食退熱，且不可妄投苦寒清熱之品。臨證常兼用滲溼化熱法、健脾平熱法。消食常擇：檳榔、虎杖、萊菔子、枳殼、砂仁、牽牛子等。

滲溼化熱法

蓋指淡滲利溼或芳香化溼解熱之法。多施治於暑熱感冒、暴飲冷食，脾胃溼盛之積滯證。四診可見：發熱不退、納呆嘔吐、腹脹腹瀉、小便渾濁或黃、舌質紅苔白膩或微黃。此乃溼邪內盛，與熱交蒸，熱泄不暢，故而發熱不退。類同於現代醫學之腸胃型感冒、中暑、消化不良等疾病。此非淡滲利溼之法而熱不解。臨證常兼用利尿清熱法、消食退熱法。化溼常擇：薑半夏、砂仁、厚朴、青蒿、蒼朮、藿香、白荳蔻。

發汗解熱法

蓋指以發汗解熱之法。常施治於小兒感冒初起之高熱無汗、鼻塞或流清涕、咽不紅或微紅、膚見雞皮樣疙瘩、舌脈可常。患兒以高熱居多，此乃風寒外感，寒束肌表，閉汗不出，熱不外達，內熱蒸騰，引發高熱。此時非以熱之多少而辨屬寒屬熱，當以無汗為辨證之要候。當汗之熱解，可兼清內熱。即使是高熱也當大膽選用辛溫發汗之品，使汗出熱解。伴便乾熱結者，當合通腑瀉熱法。汗法常擇：藿香、羌活、生薑、紫蘇葉、荊芥。

通腑瀉熱法

蓋指清熱瀉下退熱之法。臨證多用於痄腮、乳蛾、頜下淋巴結炎之高熱頑固不退，伴有便乾熱結者。四診可見：高熱不退、口瘡口臭、便乾嚥赤、喉核紅腫、舌紅苔厚而燥等症。此乃外邪侵襲、燥熱內結、腑氣不通、熱邪上蒸外達所致。此非通腑瀉熱而熱不泄。臨證常兼用清熱解毒法、清熱涼血法。通腑常擇：生大黃、牛蒡子、枳殼；嬰兒常擇：番瀉葉、炒牽牛子。

利尿清熱法

蓋指以利尿為主退熱之法。多施治於現代醫學之秋季腹瀉、小兒泌尿系感染所致之發熱。屬中醫之「溼熱瀉」、「熱淋」等範疇。四診可見：發熱不退，或溫或壯，尿赤而少，晝時尿淋頻頻，瀉下如注，肛門潮紅等症。此乃小腸熱盛之故。非利尿而熱不能清。且利小便又可實大便以止秋季腹瀉，故最長於秋季腹瀉之熱者。臨證常兼用滲溼化熱法。利尿常擇：車前子、茯苓、生薏仁、白茅根、滑石、青蒿。

生津抑熱法

蓋指養陰生津退熱之法。多施治於小兒肺炎喘嗽或大病久病之後之反覆低熱、偶咳多汗、舌紅少苔之熱毒傷津耗液之證。退此熱當以益津生液為法。臨證常兼用健脾平熱法。生津常擇：麥冬、生地黃、百合、黃精、葛根、白芍、山藥。

鎮（定）驚熄熱法

蓋指安神鎮驚退熱之法。多施治於嬰幼兒驚嚇之熱、時發時止、夜啼不安、大便質稀色青等症。也可施於癇後發熱。臨證常兼用健脾平熱法和消食退熱法。臨證常擇：蟬蛻、僵蠶、石菖蒲、鉤藤、生龍骨、地龍、天竹黃。

3. 小兒鼻涕論

涕乃為肺液，由肺之宣發肅降所生，故肺常則涕常。涕之異常，在小兒多責之於外感。屬感冒之常候，往往與鼻塞並見。又有其鼻鼽、鼻淵之涕者。

小兒鼻涕，有清涕、黏涕、黃涕、穢涕之別，或數況兼有，臨證應有辨識。

小兒涕之色者，應別涕之色青、黃、白、赤。涕之狀屬清、屬稠、屬黏。風寒外感之初，多為清涕，之後多為白涕、黏涕，或時清、時白。黃涕多外感之末，黃而不甚黏者，外邪得祛也，乃趨癒之徵。肺熱之涕多為黃、為稠。

肺熱之甚可見赤涕、青綠涕。肺熱而燥，可見涕夾赤絲。鼻鼽之涕，或清或黃，時稠時稀，或有臭穢，變化不一。而鼻淵之涕則黃、膿、稠涕為多，聞之臭穢。

小兒久涕難癒，醫者必治病求本，從肺脾論治，調脾和胃則為上道。飲食起居調護亦當為要。辛燥肥甘之食，暖衣厚被之護，必致反覆不癒。

鼻鼽、鼻淵之涕，更當從長調治，不可求速效而外治諸法，必損肺竅，反不徹癒。

4. 小兒鼻塞論

小兒鼻部最與成人不同，其為肺竅，肺開竅於鼻，為六淫之邪先應，外邪最易從鼻感觸傷絡犯肺。鼻之血絡多而淺薄，受邪受傷易發為衄，且鼻竅上居高位，其火熱之邪易於炎上，循上竅而出，故鼻之症候可映顯內熱、內火之象。鼻腔之毫毛在小兒之時，缺失無障，不礙外邪，常為六淫所犯，形成鼻淵、鼻衄之證。

小兒鼻塞，其病機概為肺竅不利所致。因於風寒者居多，寒為陰邪，攜風犯之，寒性主斂主收，故鼻塞。鼻塞礙於小兒氣息，必致張口氣息，久張之口，又致咽乾唇燥，甚易感冒，彼此影響，相輔為惡。故鼻塞乃小兒感冒之常候，又乃小兒易感冒之常因，臨證不可不顧。小嬰之兒，得益母乳，正氣存內，最不易感冒，故而鼻塞亦鮮。但，一經感冒，鼻塞最為先見、常見，且極不易癒，如是令小兒氣息不暢，夜啼煩躁，夜晚尤甚，影響睡眠，感冒加甚，危險加重，變生危候，臨證之時更應慎之。又因小嬰兒之鼻塞難癒，痛苦顯現，如哺乳困難，哭啼不止，使得父母求醫急切，頻亂投醫，醫者若不明醫理，眾藥眾法治之，雖收效甚微，確多得諸藥之傷害，進而損傷小兒正氣，越發感邪得病。鼻塞之兒，其病位雖在上，其治有在上、在中、在下之異。臨證當揆度施治。在上者，其鼻塞多責之於風寒外感，犯及肺衛，肺竅不利，故而鼻塞，當疏風散寒、宣肺利竅則癒；在中者，必調中焦之脾胃，中樞暢通，則氣機得以上達下行，肺竅自利，故小兒鼻塞常常伴見脾證者，當以調理脾胃為先；在下者，必有陽明腑實證，宜倡下法，即所謂上病下取也。大凡鼻塞反覆，伴見便乾熱盛者，清熱導下，引濁下行為先，蓋因肺與大腸相表裡，肺竅不利，必因於腑氣不通，熱結鬱裡，濁氣不降，反逆於上，故肺竅不利而鼻塞。

小嬰兒之傷風鼻塞，不宜雜藥亂投，諸法實施，不為求速效。一法，調居室以溫暖，適溼潤；二法，可每晚入寢前，熱水沐浴至微汗為度；三法，以荊芥 10g、薄荷 10g、生薑 3g 水煎五分鐘離火，悶泡至適溫取汁，滴鼻，日三、四次；四法，以大人拇食二指端，閃火溫烤，取熱頻摩小兒之鼻翼迎香穴，每往返多次，每次 5 ～ 10 分鐘；五法，年長兒鼻塞，可上滴鼻之方重劑，水煎，沐足至微汗出為度，效著；六法，年長兒鼻塞，燒水至沸，用硬紙做細筒狀，導引熱蒸之汽，頻頻吸鼻，每晚 1 次，亦能取效。

5. 小兒鼻衄論

小兒鼻衄，總歸絡傷血溢之故。而傷絡有外邪內邪之分。外邪責之於風熱、燥火，乃熱邪入竅損絡所致。內邪責之於熱蒸、肝火，乃內熱之邪令血熱妄行之故。小兒鼻衄，亦有因於虛者：一則陰虛內熱，虛火上蒸；二則氣虛失攝，血不為統。

風熱燥火為患之衄，多見於秋春六氣當令之時，六氣太過，發為六淫，風挾燥火，最易循經傷絡，故衄也。熱重，消積方加連翹、桑白皮、桃仁主之。熱輕，消積方加荊芥、薄荷、生地黃主之。

熱盛肝火為患之衄，四季均發，尤冬夏者為多，蓋因夏令屬火，患兒平素熱盛，同性相加，火熱炎上，血熱妄行，故衄也。消積方加青蒿、白茅根、連翹之類主之。素有易怒，肝火旺盛，每遇情志不遂，急躁易怒，常啼動氣，肝失疏泄，血不循經，故衄也。消積方加生白芍、當歸、地骨皮、生地黃之類主之。冬月好發者，多因於冬令進補有過，或厚衣暖被，又多靜少動，必致熱鬱內熏，故冬令亦衄也。

氣虛之衄，多責之於久病大病傷氣，或素來體虛氣弱，治當益氣健脾，亞康方加太子參、生白朮、五味子主之。山藥小米粥常食亦益。陰虛之衄，多責之於大病久病傷陰，尤責之於久用抗生素類藥物，陰傷則虛火上蒸。熱重者，消積方加生地黃、當歸、青蒿、烏梅、生甘草，甘草稍重，意在酸甘化陰，此甘草非調和之用，其量加重，與烏梅之酸味相合，故酸甘化陰。青蒿主血分之熱。熱輕者，亞康方加生地黃、當歸、地骨皮、生黃耆主之，佐生黃耆，意在益氣統血，又因虛之熱，故生用也。山藥糯米粥常食亦益。

鼻疳、鼻淵、鼻瘡之衄反覆不癒者，必內調外治，百部煎可施。小兒鼻衄，臨證常見，多為上述小疾，依法施治，易效易癒。然小兒之鼻衄，往往某時頻作，多為常證，所以頻作，必量少自癒，蓋因衄血初止，小兒時常揉、擠，故頻作。往往醫患齊恐，疑為危候，必濫查誤治，雜藥亂投，反損體傷正，最不可取。

6. 小兒「三炎」論

小兒「三炎」乃指近代醫學之咽炎、鼻炎、中耳炎，與中醫之慢喉痹、鼻淵、鼻鼽、膿耳類同。三證皆反覆發作，久治不徹，癒而再發，必治病求本。多責之於易感冒，反覆久病，伏邪留戀所致。

咽之炎，慢喉痹也，似梅核氣，其人常感咽之不下、咯之不去、時發時止，為痰氣鬱結所致。小兒若為咽不適，或自訴咽之異物感，如葉附喉咽，感之不暢，心若煩蟻，去之不除。或可見單聲輕咳，頻頻清咽，似咳非咳，時時而作，唯不可以咳論治。當以益脾補肺之法，肺脾同治，兼以通腑瀉熱，清咽利喉，熱除痰消，咽舒則安。辨證論治，酌加對症之藥，如大黃、枳殼、桃仁、桔梗、射干、薄荷之品。咽喉者，亦食物之道，故忌食乾烈膨化之物，勿偏嗜五味，不過甘、過酸、過膩之品，恐其傷津生痰。小兒咽之炎，慢疾者，反不宜抗生素類藥物，調理最宜。

鼻之炎，又稱之鼻淵、鼻鼽。每見小兒鼻塞常作，噴嚏頻發，或流涕多少，涕清或涕濁，鼻癢揉搓，日久者必礙呼吸之氣，故張口作息，擾其睡眠，亂其心神，煩悶急躁，此源肺竅不利也，感寒令其甚。醫者多責之於局部之因，以鼻之候，忘整體之責，往往投以辛夷、白芷、蒼耳子等通竅之品，或敷以外用之劑，於患處施法，取效甚微，或僅一時之效，時反時復。此證當治病求本，不可僅顧於鼻，必依整體辨證，調理扶正，方令痊癒不復。若急發者，當先以「上病下取」之法治其標，後再調理治其本。

耳之炎，屬中醫膿耳、耳疳之輩。多由外感所發，反覆感冒，或久而不癒，邪伏耳竅，新感伏邪，誘而頻發，如是反覆，故小兒耳之炎，新發治其標，病後調其本，或標本同治，必扶正禦邪，斷其伏邪犯竅之路。感冒最令耳竅犯病，耳炎乃上位之疾，調脾和胃，消食清熱最為常法。外治之法實為標，內治之法實為本。

鼻、咽、耳等，人體之竅，於體雖微，應以微知著。竅者，於體在表，一望便知，乃氣血交融、陽氣匯聚之處，司外揣內，若為疾患應以整體之觀，辨證論治，治病求本。

此三證，在中醫屬正虛邪留，依「四季脾旺不受邪」之理，總以中焦脾胃論治為大法。在現代醫學歸屬於免疫功能紊亂，重建免疫平衡是為本治。

7. 小兒汗出不治論

汗歸五液（汗、涕、淚、涎、唾），令肌膚潤澤，營衛調和。故《素問．陰陽應象大論》曰：「陽之汗，以天地之雨名之。」《素問・陰陽別論》云：「陽加於陰謂之汗。」《溫病條辨・汗論》曰：「汗也者，合陽氣陰精蒸化而出者也……蓋汗之為物，以陽氣為運用，以陰精為材料。」諸經皆明喻，汗為陰液，由陽氣蒸騰氣化而來，乃人體常象。之所以小兒「頭身喜汗候」和「盜汗候」皆因於氣血未充，腠理疏薄。

小兒汗證蓋指靜安適溫之中，遍身或局部汗出過多，甚則大汗淋漓之候。小兒汗出雖為常見，而欲明其本質，詳施其治法，並非易事。其難者，察今眾醫之治，有二類：一者，有責之於氣虛、陰虛而妄補氣陰，予人蔘、阿膠、生地黃之類；二者，有責之於鈣虧而枉補龍骨、牡蠣、鈣品等。然凡此藥物久用生變，有致小兒熱盛者，日久可成熱盛之體，表現為口臭、手足心熱（紅赤、脫皮）、口唇紅赤或潮紅、大便乾結、多鼻衄、尿黃、眼屎多等；有因鈣品過剩而遲滯身長者，不勝列舉。故小兒汗出異與成人，醫者應詳察四診，當首辨其屬常屬異，宜變宜調，不可妄論亂治。其中常汗（乃正常之候）有五不治，至於異汗當從別論。小兒稟純陽之體，生機蓬勃，代謝旺盛，故汗必甚於成人。若小兒汗出較同齡兒為多，方思異常。故醫者不必見兒之汗，蓋論病症。

一不必治者，常常衣被過厚，或天氣炎熱而無減衣被者為一不治。小兒寒暖不知自調，久厚衣被，玄府常開，反易汗出，此最易感觸風寒，須緩緩增減；初生兒因形氣未充，常因得熱則熱，得寒得寒，稍與厚衣厚被，必令汗眾，極易傷陰亡液，且傳變迅速，是證亡者多，不可不慎。

二不必治者，玩耍嬉戲劇而汗多。小兒肌膚薄，藩籬疏，動之則陽氣旺行，迫津外溢，只需先前減衣即可，不必治。而汗後不可驟然寬頻解衣，此需謹記，因汗後玄府洞開，易為六淫所侵。

三不必治者，責之於乳食無常而汗多。小兒平素嗜食肥甘厚味、過酸、煎炸膨化之品致熱盛於內，迫津於外，令周身汗多漬漬，僅須調其飲食即可，不必治之。

四不必治者，因驚因嚇，或情志不遂而汗多者。小兒神氣怯弱，心氣未充，又汗為心之液，若情志不遂、情緒緊張，心氣逆亂，亂則不斂，故而隨之汗出，調其情志可癒。

五不必治者，頭頸汗多，且出之有時，常於安臥之始，甚則汗多浸枕，屬常候，不必治。如錢乙云：「上至頭，下至項，不過胸也，不須治之。」頭為諸陽之會，諸陽交會，陽熱升騰，故頭汗。

至於小兒自汗、盜汗之別者，凡寐中汗出，醒時汗止，為盜汗；不分寤寐，無故汗出者，為自汗。然小兒之自汗、盜汗與成人有異，往往自汗、盜汗並見，故小兒之自汗、盜汗若非顯候呈現，不必分別論治，蓋謂多汗。至於小兒自汗、盜汗真證，必伴見諸多氣虛、陰虛之候，常見於大病、久病之後患兒，是此，可依成人之自汗、盜汗論治。臨證仔細揆度證情，分清虛實，不可一味補氣、養陰。因小兒之自汗、盜汗往往虛實夾雜，如氣虛之自汗又兼夾食滯、溼蘊、陽虛、營衛不和，是故補氣者生黃耆、黨參、五味子；溫陽者補骨脂、淫羊藿、桂枝；消積者牽牛子、焦神曲、炒麥芽、大黃；化溼者蒼朮、車前子、生薏仁。陰虛之盜汗又可因伴熱盛、肝火之不同而佐以清熱、平肝之味，如生地黃、白芍、生梔子、柴胡、青蒿、地骨皮、生龍骨等。

8. 小兒汗證八法論

小兒肌膚薄，藩籬疏，加之純陽之體，其常汗多於成人，若無他症，皆可視為常象，不妄止常汗，有醫家不悉嬰理，有妄補鈣品者，有識虛而峻補者，輕者熱鬱生火，常汗變異汗；甚者藥毒生變，尤妄補鈣品而遲長者不鮮。也有因小兒夜汗、晝汗而誤斷陰虛氣虛者，實則小兒汗證屬陰屬陽不以時辰為要，須四診合參。小兒汗之異證不同成人，故治法亦別於成人，常有八法：消積清熱法、清熱燥溼法、疏肝運脾法、調和營衛法、益氣固表法、補氣益陽法、滋陰養血法、理氣活血法。

消積清熱法

蓋指消食積清胃熱，應食積化熱之汗。正如《幼幼集成·

諸汗證治》云：「如有實熱在內，煩躁汗出不止者，胃實也，宜集成沆瀣丹微下之。」小兒係「稚陰稚陽」之體，「脾常不足」，飲食不知自節，又常喜肥甘厚味、煎炸膨化之品，或素為熱盛之體，乳食不化，停聚中焦，積而化熱，熱邪鬱裡外越，故汗多，常伴見便乾、溲赤、腹脹、腹痛、口臭、夜眠不安、磨牙、苔厚或黃等。常予消積方加減化裁。若積滯甚者，予焦麥芽、焦山楂、焦神曲、枳實、木香之品；若熱盛重，予白茅根、黃芩、生薏仁之類。囑節其飲食，常常戶外更宜。

清熱燥溼法

蓋指清肺胃之熱，化脾中之溼，應溼熱蘊中之汗。小兒過食肥甘油膩，甘能助溼，肥能生熱，或脾虛溼困，鬱久化熱，或暑月溼熱為患，均可溼熱蘊中，困阻脾胃，溼熱熏蒸，外泄肌表則汗出漬漬。汗出膚熱，以額、心胸為甚，可伴見眼屎多、口臭、口渴不欲飲、脘痞腹脹、舌苔厚（垢）膩、納呆、便膩（大便黏膩不爽）、夜眠不安、急躁易怒之症，宜醒脾化溼、清熱燥溼。與亞康方加減化裁。常伍以健脾滲溼之品，如蒼朮、豬苓、白荳蔻、厚朴、藿香、生薏仁、車前子之類。

疏肝運脾法

蓋指疏理肝氣，健運脾胃之法，應肝脾不和之汗。小兒或情志所欲不遂，或因精神緊張，或素有肝火之體，木旺乘土，致肝脾不和而汗多。此證之汗常因情志而發，伴見急躁易怒、多動、抽動、易驚、性格內向、怯弱體質、手足心熱、大便乾結、尿黃、易哭鬧、喜冷飲、口唇紅赤等。宜疏肝運脾、清熱瀉火。常予消積方加減化裁。如柴胡、麥芽、木香、枳殼、炒紫蘇子、炒白芍等。樂其聲、戲其情則更宜。

調和營衛法

蓋指調和營衛之法。應營衛不和之汗。每多見肥胖兒，或他病之後，邪雖祛正未復。伴見畏寒惡風、時時噴嚏、神疲倦怠、納呆等。正如《小兒衛生總微論方・諸汗論》云：「榮衛相隨，通行經絡，榮周於身，環流不息，榮陰衛陽，榮虛則津液泄越，衛虛則不能固密，故喜汗出遍身也。」亞康方常伍桂枝、白芍、黃耆、防風之類；便乾者加大黃、枳殼之類；汗出甚者加浮小麥、五味子、煅龍骨等斂汗之品。捏脊療法令經絡疏通、陰陽調和、氣血運行，促升小兒免疫功能。

益氣固表法

蓋指補益肺脾之氣而固汗之法。應肺衛不固之汗。多見平素體質虛弱或久瀉久病之患兒。以自汗為多，亦見盜汗，頭頸、胸背汗出明顯，動則更著。常伴乏力、面色萎黃、毛髮不榮，或羸瘦，或肥胖、易感冒、大便不化等肺脾氣虛之候。正如《小兒藥證直訣・胃怯汗》云：「上至項，下至臍，此胃虛。當補胃，益黃散主之。」又《幼幼集成・諸汗證治》曰：「脾虛泄瀉，自汗後而遍身冷，有時遇瀉則無汗，不瀉則有汗，此為大虛之候。急當補脾，理中湯。」是證與亞康方加減化裁，常伍太子參宜羸疲之兒，生黃耆宜胖肥之兒，重益氣輕斂汗，有汗甚者可予浮小麥、五味子、煅龍骨等收澀之品。山藥百合小米粥（山藥、百合、胡蘿蔔、小米、適量小蘇打），食之更佳。

補氣益陽法

蓋指補肺脾之氣、益脾腎之陽。應肺脾陽虛之汗。常伴見四肢不溫、畏寒惡風、大便多或完穀不化、夜尿多、易凍瘡、易鼻塞等。宜與亞康方加減化裁，氣虛偏著者加生黃耆、炒白朮；陽虛甚者加乾薑、製附子、淫羊藿之類；噴嚏多，鼻塞夜甚者加桂枝、蒼朮、防風；艾草沐足更效。時身柱灸者，強身健體相宜。

滋陰養血法

蓋指滋補陰血之法。宜小兒盜汗之證。常見於久病、大病之後陰血耗傷或素體陰血虧虛者。以盜汗為主，常伴見消瘦、神疲、唇乾、舌紅苔少或剝甚、手足心煩熱、哭聲無力等。應治以滋陰養血。正如《幼幼集成》云：「大病後氣血兩虛，津液自汗……宜黃耆固真湯。睡中汗出，醒來則止，此心虛盜汗。宜斂心氣、養心血，用團參湯。」常予消積方伍以生地黃、白芍、當歸、地骨皮、青蒿之類。

理氣活血法

蓋指理肺脾之氣，活血化瘀之法。宜小兒之久咳、哮喘，易乳蛾等疾因於肺脾氣虛，日久氣滯血瘀者。患兒或自汗，或盜汗，或自汗盜汗並見，常伴疲乏無力、便乾而少、面色萎黃、納呆、唇舌暗紅等氣虛血瘀之象。宜與亞康方，伍以黃耆、當歸、赤芍、丹蔘、地龍、桃仁、木香、枳殼等理氣活血之類。

蓋論小兒汗證，病因病機多變，臨證之時應謹守病機，辨證精準，雖有八法止汗，亦不必拘泥，其理、法、方、藥又當靈活施伍。

9. 吳瑭治疳九法論

吳瑭認為，疳起因於飲食不節，餵養不當，病理機轉在於脾胃不和，運化失健，創立治疳九法。九法多可歸屬調理脾胃之法。疏補中焦使脾運復健，胃納轉佳，生化有源；升降胃氣使脾胃之氣機升降正常，胃和收納；升陷下之脾陽使脾中陽氣充則氣得以升，津得以運；甘淡養胃使脾胃功能漸復；調和營衛使患兒少感外邪，脾胃健旺；食後擊鼓使患兒納食增多，氣血生化有源；調其飲食以祛除患兒病因，脾胃功能復常；苦寒酸辛藥物驅蟲使患兒胃腸道不受外邪所侵；丸藥緩運脾陽，緩宣胃氣，使脾陽運，胃氣宣。故言：治疳九法中隱調理脾胃之法。

清代吳瑭在《溫病條辨‧解兒難》中論述了疳證的病機：「疳者，乾也，人所共知。不知乾生於溼，溼生於土虛，土虛生於飲食不節。」認為疳證的病理機轉在於脾胃不和，運化失健，提出治疳九法：「疏補中焦，第一妙法；升降胃氣，第二妙法；升陷下之脾陽，第三妙法；甘淡養胃，第四妙法；調和營衛，第五妙法；食後擊鼓，以鼓動脾陽，第六妙法；《難經》謂傷其脾胃者，調其飲食，第七妙法；如果生有疳蟲，再少用苦寒酸辛，如蘆薈、胡黃連、烏梅、史君、川椒之類，此第八妙法，若見疳即與苦寒殺蟲便誤矣，考潔古、東垣，每用丸藥緩運脾陽，緩宣胃氣，蓋有取乎渣質有形，與湯藥異岐，亦第九妙法也。」吳瑭之治疳九法甚妙，吾臨證常用於療脾系病之疳證、積滯、厭食、嘔吐、腹痛、泄瀉等疾，亦用於因脾胃之異所致營養不良，反覆感冒，生長遲滯，五遲五軟等疾病。

吾以為吳瑭治疳九法內隱調理脾胃之法：

一曰疏補中焦

吳瑭以為疳證患兒，病機為土虛溼盛，病在中焦，而中焦之證，應疏補相彰。疏即疏理氣機，疏通水道，讓溼有出路；補即用甘溫之品益氣健脾，恢復脾胃收納運化之力，使生化有源。歷代醫家多用補氣健脾之品（如白朮等）治療中焦脾胃之疾。小兒脾常不足，脾氣虛弱，運化無力，若取壅補，則更礙脾運，此時應疏大於補，運脾強於補脾。「運脾」首見於《本草崇原》：「凡欲補脾，則用白朮；凡欲運脾，則用蒼朮。」運脾法歸含汗、和、下、消、吐、清、溫、補八法中的和法。「運」有行、轉、旋、動之義，而運與化，恰是脾之功能，運者運其精微，化者化其水穀。故欲使脾健，則不在補而貴在運也。臨證常用蒼朮、枳殼等運脾之品。蒼朮性味微苦，芳香悅胃，功能醒脾助運，開鬱寬中，疏化水溼，正合脾之習性。枳殼疏肝和胃，理氣解鬱，《本草綱目》「利氣……痞脹消……利腸胃」，恰合疳證之病機。由此可知，吳瑭之疏與補，當指運與健，小兒中焦他證亦適用於此法。近代醫家江育仁先生擅用運脾治法，並提出了「脾健不在補貴在運」之觀點。

二日升降胃氣

疳證患兒，尤其是久疳患兒，臨證常現厭食嘔惡，少食易吐。此乃脾胃虛甚，胃氣不降，氣逆於上所致。正如《素問．六微旨大論》云：「是以升降出入，無器不有。故器者，生化之宇，器散則分之，生化息矣。故無不出入，無不升降。」飲食消化吸收，津液輸布，氣血運行，均賴氣機升降出入，胃氣不降，水穀精微不入於胃，則脾無從生化。此類患兒，無論臨床表現為疳、積、瀉，均應調胃降逆，常選木香、炒紫蘇子、薑半夏、白荳蔻、炒萊菔子。只有患兒胃氣下降，胃和收納，水穀方能得以運化。東垣言其理：「蓋胃為水穀之海，飲食入胃，而精氣先輸脾歸肺，上行春夏之令，以滋養周身，乃清氣為天者也。

升已而下輸膀胱，行秋冬之令，為傳化糟粕，轉味而出，乃濁陰為地者也。」不僅如此，《素問・陰陽應象大論》云：「清陽為天，濁陰為地。地氣上為雲，天氣下為雨，雨出地氣，雲出天氣。故清陽出上竅，濁陰出下竅，清陽發腠理，濁陰走五臟，清陽實四肢，濁陰歸六腑。」即胃氣下降的同時，伴有內入的「走五臟」、「歸六腑」。升降胃氣法亦提示，疳證患兒多伴惡食嘔吐之症。

三曰升陷下之脾陽

脾主升清，胃主降濁。《素問・陰陽應象大論》言：「清氣在下，則生飧泄，濁氣在上，則生䐜脹。此陰陽反作，病之逆從也。」小兒疳瀉，脾氣虛弱，中氣下陷，患兒大便增多，完穀不化，食後作瀉，治療必升陷下之脾陽，以健脾和胃。脾主運化，主升，脾中陽氣充則氣得以升，津得以運，治療以補中益氣為法。中氣足，脾陽升，則疳瀉止。脾主運化，為後天之本，腎主藏精，為先天之本。脾胃之能生化者，實由腎中元陽之鼓舞，而元陽以固密為貴，其所以能固密者，又賴脾胃生化陰精以涵育耳。脾與腎的關係為先天生後天，後天養先天。臨證若見患兒四肢不溫、下利清穀，此為氣虛日久，脾虛不能制水，水溼壅盛，損及脾陽，土剋水，脾病及腎，致腎陽虛衰。治療時須在健脾和胃、補中益氣基礎上加溫陽補腎之品，如炮薑、補骨脂、桂枝、製附子等。

四曰甘淡養胃

脾胃之證，三分治七分養。養分藥養和食養，藥養宜選性味甘、淡之品，《素問·至真要大論》曰：「夫五味入胃，各歸所喜……甘先入脾。」甘味入脾，能補、能緩、能和。淡有二意：一是能滲、能利；二是淡與甘合，甘淡配伍，性偏平和，使甘不致太過，甘太過易緩滯脾胃，影響脾之運化功能。小兒嗜食、暴食甘味之物而日漸羸瘦者即因於此。臨證常選豬苓、茯苓、薏仁等。甘淡養胃之食養指清淡之食定益於胃，胃弱之兒，食療於粥，如小米粥、山藥粥、茯苓粥等。

五曰調和營衛

調和營衛法本為治療外感之法，吳瑭於小兒疳證中論及，所應當為營衛不和之頻發外感之兒。吳瑭《溫病條辯·疳疾論》言：「水穀之精氣，內入五臟，為五臟之汁；水穀之悍氣，循太陽外出，捍衛外侮之邪而為衛氣。中焦受傷，無以散精氣，則五臟之汁亦乾；無以行悍氣，而衛氣亦餒。」患兒反覆感冒、乳蛾、咳嗽等疾，致脾胃功能減弱，運化失調，水穀之精不布，日久患兒羸弱。患兒愈羸弱，則捍外邪之衛氣愈弱，則愈易犯外邪，日久令成疳證。此類疳證，如稼禾生長，蟲害久傷，致稼禾弱長，若要使稼禾旺長，必先除其害，即調和營衛，遠離外感，如此則蟲害不傷，脾胃健旺，病疳可癒。臨證所遇此類患兒甚多，治之應遵循此法，不可單一治脾。調和營衛以調整臟腑功能，燮理陰陽，促進氣機升降出入，氣化則溼化，溼化則土健，土運則水穀精微得化，營衛化生有源。

六曰食後擊鼓

食後擊鼓原指餐食時以鼓樂伴奏治療疳證。吾以為應延伸為小兒疳證之成因及疳證之療法。久疳患兒，多伴厭食，患兒往往不思飲食，食之無味，究其病因，多為情志不遂，久而傷及脾胃，故厭食成疳，或疳久厭食。在治療上，首先應使患兒餐食情遂，心情愉悅，食慾啟開，則疳證可癒。依「食後擊鼓」此法，當囑患兒父母：一則不可強兒進食；二則餐前不責罵患兒，或因父母不悅而殃及患兒；三則令兒就餐之境輕悅；四則令食物形、色、味美，促生食慾；五則於患兒就餐時伴以輕鬆悅耳之樂，令兒心情愉悅，以促進飲食之收納運化，此即音樂食療。食後擊鼓實為促食促化之法。疳證患兒，多因於不良之飲食習慣所致，故當「食後擊鼓」。若以打罵、強迫、催促等不悅之法，必致患兒飲食時心志驚嚇，日久厭食，導致疳證。故曰「食後擊鼓」乃是疳證之成因，亦為疳證治則。

七曰調其飲食

吳瑭在《溫病條辨．萬物各有偏勝論》指出：「無不偏之藥，則無統治之方……在五穀中尚有偏勝，最中和者莫過飲食。」調其飲食乃療疳要法，一則許多小兒疳證源於小兒飲食不節，調其飲食，使患兒飲食節制有常，則病因袪除，疳證可癒；二則疳證患兒，脾胃虛弱，運化失職，須以食養為先。調其飲食，可以延伸為食養、食療之法。多施糜粥甚益。囑父母就餐定時定性，餐境愉悅，勿與強食，所食之物不宜過好、不宜過細、不宜過雜、不宜過涼、不宜過甘、不宜過酸、不宜過偏。其過好者，乃指膏粱厚味，泛指肉類食物；其過細者，乃指過度精細、過度糜碎；其過雜者，乃指無度、無時、無擇；其過涼者，乃指過度寒涼；其過甘者，乃指過於甘甜；其過酸者，乃指過於酸斂；其過偏者，乃指過於單一，久食一、兩種食物。

八日苦寒酸辛驅蟲

對於因蟲證所致疳證，可用性味苦寒酸辛之藥物驅蟲。葉天士認為，蟲證為溼熱所化生，脾胃虛，木乘土為其本質。烏梅丸方為驅蟲專方，除了能夠瀉肝安胃，又具備辛開苦降、化解溼熱的功效。柯琴《傷寒來蘇集．傷寒附翼》言：「蛔得酸則靜，得辛則伏，得苦則下。」《得配本草》言花椒「殺蛔蟲」，胡黃連性味苦寒，苦能下蛔，寒以清解蛔蟲上擾之熱及肝膽鬱熱、食積之熱，並能杜生蟲之源。蛔蟲習性，喜甘而惡酸苦，故得甘則動，遇酸則止，遇苦則安，治以酸苦之劑，使蟲安伏，此為吳瑭採用苦寒酸辛藥物驅蟲醫理。吾臨證之時，小兒二週歲以後，不論相關檢查是否有蟲卵，每年驅蟲一次，以春季驅蟲效果更佳。

九曰丸藥緩運脾陽、緩宣胃氣

小兒疳證，為久因慢證，治療上不可操之過急，臨證用藥亦不可使用峻劑，可選丸劑緩功慢效。除丸劑外，散劑、丹劑、膏方均宜此證。臨證膏方多有應用，唯設計小兒疳證膏方應遵數則：一則伍方多以甘淡健脾之品，如茯苓、白朮、白扁豆、薏仁等；二則處方之時宜考慮藥物之出膏比率，如山藥、葛根、麥芽、神曲等則出膏較多，且有健胃消食之功，常選；三則小兒素喜甘惡苦，設計膏方時應少用苦寒厚味之品如黃連、大黃；四則不宜選用礦石、蟲類等藥物，膏方作為一種特殊劑型，往往長服久用，久服礦石、蟲類藥物恐有小毒；五則不宜選用輕薄宣表之品，因藥性輕薄，而製膏又須文火久煎，恐損藥力，且不易成膏，影響效用。

10. 小兒皰疹性咽峽炎論

皰疹性咽峽炎，乃克沙奇病毒 A 群所染。四季均發，夏秋季多見。臨床可見驟起高熱、咽痛咽紅、煩躁哭鬧、流涎、嘔吐、厭食、便乾或腹瀉、舌質紅苔白厚而膩，可見咽部充血，咽顎弓、懸雍垂、軟顎等處可見數個皰疹，周圍紅暈，可為小潰瘍。中醫歸屬時疫毒邪為患，多以時邪感冒、風溫病、急口瘡論治。此證易相互同染，患病之兒必與他人相離。因乃時疫毒邪所染，故小兒往往掣熱不退，若辨證不確，用藥不當，可變生危候，不可不防。當立以清熱解毒、消積導滯之法。感熱方主治，諸藥合而武火輕煎，少量數服，小口頻啜者令咽喉有局部外治之效。若便乾者，伍以生大黃、枳殼、桃仁；高熱甚者，伍以赤芍、葛根；咽痛哭鬧者，伍以射干、薄荷。中醫辨治此證必以解熱、通腑、消積為要。小兒脾常不足，不可大苦大寒，既用也當中病即止，不忘顧護脾胃，必令苦寒之中伍以炒白扁豆、生白朮、生薏仁、茯苓等健脾護中之味。

11. 小兒咳嗽四時論

小兒肺常不足，易致外感；脾常不足，易為食滯；食滯困脾，脾虛生痰，故小兒易發咳嗽。小兒咳嗽若不速癒，遷延日久，則發為久咳。小兒久咳，因病程長，當分期辨治。吾將久咳分為四時（或四人）：未病之時（未病之人）、欲病之時（欲病之人）、已病之時（已病之人）、病後之時（病後之人），據其特點，分期調治，取效甚著。

未病之時重調理

未病之時（未病之人），指久咳患兒，此時雖未發咳嗽，然平素亦非健康之態，常常處於亞健康狀態。未發病之時，需重視調理。此期乃調理久咳之關鍵時期，旨在增強抵抗力，恢復免疫平衡狀態。久咳之兒，多與體質狀態相關，尤關乎四種體質：一為氣虛體，經常乏力、多汗、大便稀、面色萎黃等，健脾益氣固表防邪；二為熱盛體，經常手足心熱、大便乾、夜眠不安等，清胃瀉火防內熱招引外感；三為積滯體，經常納呆、腹脹、口臭等，消積導滯邪祛正安，應注重恢復脾胃氣機，以助正氣；四為高敏體，每見久咳患兒，多膚白，或體胖，新生兒期易患溼疹，嬰幼兒期易發溼疹、蕁麻疹、喘息等，其患疾與免疫失衡相關，腸道關乎免疫功能，中醫稱與脾胃相關，當調脾胃恢復其免疫平衡。若小兒有以上表現，需謹養防咳。

易咳小兒，如《素問．評熱病論》所言「邪之所湊，其氣必虛」，與正氣不足密切相關，而正氣依賴於後天脾胃，脾胃為氣血生化之源，不斷充養機體，機體強健，則防禦外邪。正如《幼科發揮》曰：「人以脾胃為本，所當調理。小兒脾常不足，尤不可不調理也。」脾主運，運化水穀，輸布水液。小兒脾胃薄弱，乳飲失宜，致脾胃不和，水溼停滯為飲，留結成痰，伏痰若隨氣上干於肺，易發久咳。未病小兒雖未咳，應重調護。體質偏頗者分別給予亞康方化裁調脾助運、益氣固表；消積方化裁清熱消積、導滯固本。中醫治病，三分治，七分養，兒之初生，應重飲食調護，勿食膏粱厚味，應定時進餐，以熱飯、軟飯育兒，少食不貪。脾胃強，則身體健。身柱灸、冷水面浴以強身健體也為常用之法。

欲病之時重防患

欲病之時（欲病之人），蓋指久咳患兒病前狀態，咳雖未至，唯欲咳之候已隱現，小兒已感有不適，若不干預，病必至。此期乃是截斷久咳發生之關鍵時期，應加強生活調護，甚或藥物干預，預防久咳發生。欲咳隱候常見於：噴嚏頻作、咽不適、清嗓子、鼻眼搔癢、偶乾咳、夜眠不安、舌苔厚、口臭、眼屎多、大便乾等症，此乃病前狀態，示咳將至也。患兒雖未病，欲病之勢已成，不加干預，易向疾病狀態發展。此時應消食導滯，兼清熱解表，囑小兒飲食清淡、勿多肉蛋，頻飲熱漿、充足睡眠，如是則可欲病之態傳變為未病之態。配合小兒推拿、足浴法（如三葉足浴方：艾葉 15g、紫蘇葉 10g、枇杷葉 10g）更宜。足浴令氣血通暢，有扶正抗邪之功；或艾灸肺俞祛邪。欲病之人需細察大便，使其通暢，通則食積、內熱去之有徑，使病前狀態逐步恢復至正常，從而截斷久咳之發生，欲病已解，防病於未然。如《幼科釋謎》曰：「小兒之病，多由乳食未化，即或六淫相干成病，亦必兼宿食。」《小兒衛生總微論方》曰：「停飲做痰者，由兒乳飲失宜，致脾胃不和，停滯其飲不散，留結成痰，若隨氣上干於肺而嗽者，此為痰嗽。」

已病之時重控咳

已病之時（已病之人），蓋指小兒處於咳嗽狀態，或伴發熱、流涕、喉痰、喘息等。此期應以止咳為重。小兒咳嗽之因，雖在肺，多責之脾胃。飲食不節，脾胃積滯，氣機不暢，又肺與大腸相表裡，脾胃與大腸直接相連，共主濁氣之下降，現濁氣不降，清氣不升，肺不宣降，則發為咳嗽。久咳後期，因咳久不癒，影響肺之生理功能，加之小兒脾常不足，久咳傷氣，肺失宣肅，脾失健運，肺病及脾。在《幼科鐵鏡》中曰：「順傳之嗽在脾，脾不能生金，金無土養，故嗽……其候唇口慘白，氣弱神疲，小便清短，大便或溏瀉，淡淡色白，便知脾嗽。」此謂肺病及脾，脾病及肺。若久咳小兒食滯為主，當以消食導滯、運脾為主，祛其生痰之源。導滯則胃氣降，胃氣降則肺氣亦降，故止咳。運脾則清氣升，清氣升則濁氣自降，故咳止。臨床多以消積方加減。食滯已去，咳輕卻未消，痰已成，應以止咳化痰、宣肺理氣為主，及時控咳，咳嗽方主治。久咳傷氣，肺脾俱虛，宜健脾益氣、培土生金為治，扶正祛餘邪，亞康方加減，達到扶正氣、癒久咳之效。

病後之時重防復

病後之時（病後之人），蓋指咳嗽已癒或少留餘邪，唯正氣尚未盡復，此仍處於非病非健之亞健康狀態，必調理防復，若不如此，易咳後再復，反覆不癒，遂為久咳。久咳初癒之兒，咳嗽雖止，正氣已傷，尤令脾胃之氣未復，脾胃運化薄弱，稍加不適，或為再感，或因食積再發。病後之時應重養防復，飲食調護，恢復脾胃功能，預防久咳之再發。飲食宜清淡、易化，多蔬菜，少肉、蛋、奶。粥療之一者，山藥百合小米粥（山藥、百合、小米、胡蘿蔔、少量小蘇打）用於久咳小兒肺脾氣虛之調理；粥療之二者，杏仁荸薺糯米粥（荸薺、山藥、生薏仁、糯米、甜杏仁、少量小蘇打）用於久咳之後，熱盛陰傷調理。熬粥少佐以少量小蘇打，如是則粥易糜爛，令兒易於消化。久咳之兒，最多食遺，忌食辛辣刺激之物，勿過酸、過涼、過甜、過雜、過鹹之品；禁食「工廠化食品」，即工廠生產加工之餅乾、洋芋片、熱狗腸、果凍、優酪乳等，依從醫囑，則不令兒久咳。

12. 小兒咳嗽四人論

小兒咳嗽最為常見多發，乃肺系之常證。四季均發，秋末至春月最易，因其久咳不癒，反反覆覆，故父母為之煩心，醫者為之難為。小兒咳嗽乃中醫肺系一病，可見於現代醫學之諸多病症，如氣管炎、肺炎、喉炎、扁桃腺炎、上呼吸道感染、咽炎等，咳嗽乃其一症也。中醫將小兒咳嗽列為一病，故其非小證小疾，不易徹癒，反覆日久，最易變為哮喘，尤其小嬰兒之百晬嗽，咳甚不癒，病位深伏，變為肺炎喘嗽，進而逆傳他證。現代醫學將久咳不癒歸為咳嗽變異性哮喘，中醫仍應以咳嗽論治，不宜生搬對應。

小兒咳嗽之所以多發難治，多責之於醫者重治輕防，多辨證於咳嗽的已病之人，忽略發咳前兆的欲病之人、咳後康復的病後之人、未咳先防的未病之人。即使正值咳嗽的已病之人，亦多重祛邪治咳，輕使扶正制咳。凡此種種，則咳嗽久拖不癒必成自然。

小兒首患咳嗽，尤須辨準速癒。若是小兒初咳，辨證謬誤，久治不效，必致患兒病程久遠，傷及肺、脾二臟。肺傷則極易為外感所犯，脾傷則衛氣弱而不禦，故咳嗽必日久反覆，形成久咳。所以，小兒初患咳嗽，醫者應仔細揆度四診，正確辨證，精準用藥，速戰速決，顧護正氣。父母者應依從醫囑，謹慎調護，規避食遺，忌因小兒初患咳嗽，不顧不治，或雜藥亂投，損傷正氣，令日後久咳不癒。概括小兒初咳：辨證正確，用藥審慎，顧護正氣，病後調理。

已咳之人，必四診無謬，辨證準確。小兒咳嗽多因於外感、乳食、藥毒三者。外感者，以風寒、風熱、外寒內熱居多，而寒熱之辨尤為重要，宜遵咳嗽辨證五要。因小兒為陽盛之體，內熱較甚，而熱盛則易傷衛感邪，形成外寒內熱之咳，此證更多，故臨床辨證更應參合。

小兒咳嗽，或晝甚，或夜重，或晝夜均甚，唯小兒夜咳，無論輕重均應施治。有醫者以為，夜咳偶發，無須治之，殊不知夜咳必予施治，蓋因夜咳，則示陽弱陰盛，正氣不拒，邪氣泛擾。咳嗽施治，凡夜仍留有殘咳者，示療效未盡也。唯小兒咳嗽，辨治顯效，留有晝時輕咳有痰，此病後微咳，可不藥調護，得其康復自癒。

已咳之人，凡乾咳者甚於痰咳。由乾咳傳變為痰咳，示病勢漸衰；痰咳傳乾咳者，示病勢漸甚。肺炎喘嗽之咳也類似於此。已咳之人，經治後，咳輕痰多，此期不止咳，宜調理扶正，不是則痰壅不化，咳嗽難癒。

小兒食咳，蓋指因於飲食不節而致咳、而咳甚、而咳復者。小兒食咳，臨證多見，此類咳嗽，必有食患、食節之囑，若非此，必咳嗽不癒，反反覆覆。所謂小兒咳嗽之食節，當節魚蝦、肉食，宜清淡溫軟，食重則咳重。所謂食忌者，咳嗽之時，必忌煎炸、乾燥、過酸、過甘、過鹹之食，五味重則咳重。小兒咳嗽，更忌寒涼之食。

小兒之咳，遇冷則甚。蓋風寒、乳食之冷，均可令肺衛失宣更甚，故咳嗽甚也。

冬月之咳，戶外必遮蓋口鼻，勿使冷風之氣直入肺竅。乳食之冷，宜溫之食之。

小兒之咳，動則甚。父母多有疑問，小兒咳病已瘥，唯玩耍運動之後咳起，甚則咳劇，為何？蓋因小兒咳嗽之人，或咳後之人，運動之時，必息深動氣，肺之宣發肅降不均，或宣發不及過甚，或肅降不及過甚，仍屬宣發肅降功能失職，故咳甚。動則咳甚，屬小兒咳嗽之正常病機。然而，不可因此限制小兒運動，動不過即可。

已咳之人施治，切忌藥眾量重。諸多小兒久咳之人，究其病因，或雜藥亂投，傷及正氣，衛外不固，反覆外感，咳嗽久拖不癒。或重藥使用，尤其抗生素類藥物、激素等，雖有時獲效，久用重使，必致正氣損傷，此正謂藥毒所傷，也多致患兒久咳不癒，凡此，臨床遇之眾也。

咳後之人，蓋指已咳之人經治後，咳少未盡，大邪已去，小邪尚存，正氣稍損。可見輕咳時作，喉中附痰，咽異不適，或動則咳多，面色萎黃、汗多，此乃肺脾兩虛之候，當治以健脾益肺、扶正祛邪之法，如此則能完癒咳嗽之疾。切忌，咳嗽治久，雖有顯效，但仍留有餘咳，醫者追加藥力，更投重劑，使正氣更傷，咳嗽經久不癒，唯扶正祛邪，正氣復原，已咳之人才得長治久安。

未咳之人，反覆久咳之人未咳之時，未發咳嗽，此未病之期，宜未病先防。因未咳之時，小兒並非健康之軀，多處於非病非健之狀，類似於現代醫學之亞健康狀態，小兒亦有此狀態，且小兒之亞健康狀態更近於疾病狀態，故四診合參，明辨此狀態之病位、病性、病因，施治於內外之法，調理預防，必會防咳於未發。秋月早春亦屬咳嗽易發之時，預防調理，正當之時。

欲咳之人，蓋指咳嗽前期之人。小兒咳發，其咳作之先，多有兆候，或有欲咳之病因，或有欲咳之前候，若能先於咳作而調治，則令咳止於萌芽之中。欲咳之人有二：一是平素易咳之人，每遇暴飲乳食，尤指膏粱厚味、煎炸膨化、寒涼生冷，之後一、二日，必咳作咳劇，若能節制飲食，消食導滯，多可欲咳不作；二是寒暖不節，感風受寒，多伴見鼻塞清涕，喉癢偶咳，此欲咳之狀，宜每晚熱浴微汗，或足浴微汗，飲漿素食，臥安多睡，多能使風寒外驅，不犯肺衛。

欲咳不作。三葉足浴方有效：艾葉 30g、紫蘇葉 10g、枇杷葉 10g，水煎浴足，晚睡前沐至微汗。

已咳之人，忌項有三：

一日過度使用抗生素類藥物，必傷正氣，應少使慎用，其止咳之功甚微，久用反增藥毒。

二日過度使用抗喘藥品，眾多平喘之藥，雖有效於久咳之人，但其久用有毒，尤慎用小兒之咳，久用則亦傷正，有緩滯小兒生長之憂。咳甚小兒，臨急使用數日無妨。

三日過賴外治，小兒久咳，外治之法眾多，尤指貼敷之法，也多有療效，但外治之法並非皆效，不可過度依賴，即使冬病夏治亦不可過用。內調之法乃不可忽略。

13. 小兒外感咳嗽辨證論

小兒外感之咳，有風寒、風熱、外寒內熱之異。大凡咳嗽陣作，頻繁甚著，且喉癢、清涕者，多寒咳；咳嗽斷續，不以咳甚陣作，濁涕者，多熱咳。咳嗽清揚多寒，咳嗽重濁多熱。夜咳甚或晨起咳著者，多寒咳；晝咳甚者，多熱咳。小兒吃多吃涼者，每多夜咳，此食咳也。久咳多寒；新咳多外寒內熱。咳嗽因大笑因久語而咳甚者多寒咳。年長兒囑其長吸氣數次，之後咳嗽陣作者，必辨為寒咳。咳甚，施以溫漿、沐足、厚衣而解者，必寒咳也。咳伴咽赤舌紅、便乾尿赤者，多熱咳；咳伴清涕、噴嚏、鼻塞者，外寒也；二者兼備，多外寒內熱之咳。咳嗽久用抗生素類藥物而不效者，從寒咳論治者效；或久用清肺瀉熱之品而咳不癒者，多從寒治。現代過敏咳嗽，多從寒咳施治，或從於外寒內熱。素有熱盛之體，易招致風寒外感，令兒外寒內熱之咳。積滯之體，易令兒外感風寒，生外寒內熱之咳。寒咳難治，熱咳易調。久咳之兒易發哮喘，易令遲長，易成疳氣，易藥毒為害。擅治久咳者，必以調理扶正為要，治未咳也。

14. 小兒咳嗽內茶外浴論

小兒咳嗽常見多發，與治於茶，與治於浴，簡便驗廉。

咳嗽茶飲方

組成：炙款冬花 3g、炙紫菀 3g、炙枇杷葉 6g。

作用：寒熱咳嗽兼備取效。

炙款冬花：辛、甘，溫。入肺經。潤肺止咳、消痰下氣。潤肺下氣、止咳平喘。炙紫菀與炙款冬花為伍，化痰止咳常隨。蜜製之品止咳更宜。

炙枇杷葉：苦，微寒。歸肺、胃經。清肺止咳、降逆止嘔。炙用止咳更益。

炙紫菀：苦、辛、甘，微溫。歸肺經。潤肺化痰止咳。無論外感內傷，病程長短，寒熱虛實均可用之。外感暴咳宜生用；肺虛久咳宜蜜製用。

服法：頭飲少與煎煮，次飲沸水悶泡，頻頻飲服，宣肺潤咽。

三葉足浴方

組成：艾葉 30g、紫蘇葉 10g、枇杷葉 10g。

作用：現代研究證實該方有抗菌、抗毒、鎮咳、平喘、祛痰、鎮靜、抗敏之功，正中小兒咳嗽之病機。

艾葉：辛，溫。有溫經、理氣血、逐寒溼之效用。

紫蘇葉：辛，溫。歸肺、脾兩經。解表散寒、行氣寬中。風寒感冒及脾胃氣滯最宜。

炙枇杷葉：苦，微寒。歸肺、胃經。清肺止咳、降逆止嘔。炙用止咳更益。

用法：將以上三葉切小碎包煎，約10分鐘即可。溫熱浴足，以藥液沒過踝關節為宜，使患兒緩慢適應至微微汗出，不必大汗。浴後與咳嗽茶飲方或溫水徐徐飲之。可夜夜與之。忌寒涼食物。

適宜：喉癢咳嗽較甚者。夜咳不眠，陣陣而作，浴之則緩。

15. 小兒肺炎喘嗽論

小兒肺炎常見多發，冬春尤眾，常治以打點滴、霧化，唯中醫介入甚少。因於此，令患兒痊癒緩慢，反覆不鮮，且久用化學藥物而致藥毒者增多。可概括為，今法治之，事倍功半，往往邪祛正傷，得不償失。

小兒肺炎，中醫治則有三：一則外感初期，病在肺衛，應中醫多法治之，禦邪於表，祛邪於表，使肺衛得和，令邪不能入裡閉肺。或疏風解表，或散寒解表，或宣肺止咳，或解表清裡，辨證論治。足浴、茶飲、推拿、食療，諸法皆可並用，切禁化學藥物，助邪入裡，又傷正氣。有醫者，每遇外感，唯恐入裡而致肺炎，急投化學藥物，實不知如此反傷正氣，引邪入裡，即使此次得效，也令日後罹患更易。外感初期，飲食不節，亦易引邪入裡，當囑父母謹記。

二則罹患肺炎，當以中醫為主，西醫為輔。為主者，當以宣肺止咳為先，酌其表邪所存多少，配以辛溫解表，或疏風解表，辛涼解表之法鮮用。用藥之兵當施重劑，服藥之法當小飲頻為。咳甚喘重者，當查腹脹、大便。腹脹者，無論實脹、虛脹，當先除之，脹氣不解，濁氣不降，有礙肺之宣降，配加炒紫蘇子、厚朴、枳殼、檳榔之輩；若便乾、便膩者，當先清熱導滯，通腑瀉熱，腸垢不除，必表裡相及，肺閉難開，蓋因肺與大腸相表裡故也。伍以生大黃、炒牽牛子、枳殼之輩，桃仁常用，表裡兼顧之品。為輔者，當以補液、鎮咳、退熱為先，慎用抗生素類藥物，若屬必用，也當中病即止，不可久施，恐傷正氣，為輔者，急則治標也，實為中藥起效爭得時間。

三則肺炎喘嗽之後，當分辨餘邪之多少，正氣損傷之輕重，因人、因證而異，唯施中醫之法調治。

邪存多少，當明表邪、裡邪，表邪者當指風寒、風熱之邪，裡邪者當指痰熱、痰溼之邪。又當查驗積滯之多少，無論邪留所在，當以調脾和胃為先，補液、鎮咳、退熱、抗生素類藥物等四法輔助可用。肺炎之後，慎施鎮咳之品，唯恐留邪更久，只獲小效。必以「扶正祛邪」為大法。所謂調治，當以調理為要。所謂調理者，當以理順、糾錯、減害、保養、調養為旨。病後調治最益防復。食遺之證尤當防範，故小兒肺炎喘嗽初癒，胃氣初復，最易為乳食所傷，因食而發，當囑當慎。

小兒肺炎喘嗽危候，臨證者當明辨，辨之不明，治之不當，最易變生危候，甚則殞命。如是初生兒之肺炎、早產兒之肺炎、小嬰兒之肺炎、細支氣管肺炎、真菌性肺炎、惡性疾病化療後肺炎、先天性心臟病合併肺炎、重度營養不良合併肺炎等諸病，病因多疊，病機多變，虛實夾雜，必難治，危象叢生，當慎之又慎！

16. 小兒哮喘論

小兒哮喘，常見多發，難治易復，醫者多不欲診治，恐其不效無功。其實不然，雖小兒哮喘常（易）發難治，唯尋因精準，掌握病機，施治得當，防治並舉，以患哮之人而辨之，而非以人患之哮治之，如是必良效居功矣。

小兒哮喘成因有三：一因外感肺病，久病不癒，發為哮喘；二因脾胃不和，痰溼內生，衛氣不充，六淫誘發；三因小兒外感常證，重藥久施，正氣不存，陰陽失衡，反覆發作。

小兒哮喘誘因有三：一則外感六淫，或因於風寒，或因於風熱，或因於熱毒，總以外感誘發為眾。往往每遇外感輕證之鼻塞、少涕，不過晝夜，迅速發病，此類最為常見。二則乳食不節，暴飲暴食，過飽過好，肥甘煎炸，辛辣乾燥，寒涼不節均可傷脾損胃，引邪伏出，誘其哮喘。三則勞逸無度，多責之於玩耍過度，耗傷肺氣，肺虛不宣，發作哮喘。然過逸則又令筋骨不堅，衛虛肉弱，反易為六淫所傷，終誘哮喘。故小兒之哮喘，不可過勞，又不可過逸。

小兒哮喘內因責之於痰溼、脾胃、營衛。素體痰溼易為外邪引發。脾胃失和，內生痰溼，又易頻招六淫。營衛不和，衛外不固，又小兒不能寒暖自節，也易外淫誘發。

小兒哮喘，天地之因必因於風寒、風熱、疫毒、溼毒；也可因於異物異味之毒，異物異味之毒發病因於小兒自身之反應，責之於己，己遇而發他不發即為此道。大凡食物過敏者，若非食後即發，不必絕避，避之過反不宜。小兒哮喘亦有因於情志所傷者。年長之兒哮喘，可因於情志不遂而誘發，情志所傷，肝失疏泄，氣機逆亂，肺氣失宣，亦發哮喘。醫者應有所知也。小兒哮喘父母之因。人為也，蓋指小兒之鞠養之道，《育嬰家祕》云「鞠養以慎其疾」。小兒哮喘之疾鞠者，飲食起居調護之道也。小兒哮喘之鞠養有三：一則慎起居，不甚厚衣被，適寒冷；二則不甚貪涼，適暑熱，當汗則汗，久不汗出，令玄府久閉不啟，開合無度，反易為外邪所犯；三則不久居暖屋，適風雨，久不經風見雨，足不出戶，令肌膚疏薄。

小兒哮喘醫者之因有六：一曰重標輕本；二曰重施治輕調護；三曰重藥效輕藥毒；四曰重食養輕食忌；五曰重發病輕預防；六曰重醫術輕醫囑（教）。

小兒哮喘之治有四：一治已病之人。哮喘已發，宜依病之輕淺，中西並舉，主輔分明，迅速達標，久作難癒，咳嗽方主之，或併以炒紫蘇子、銀杏、射干、蟬蛻、地龍等。二治病後之人。小兒哮喘標證初癒，餘邪尚存，扶正祛邪兼備，或咳嗽方兼扶正之品，或扶正方兼祛邪之藥，臨證辨證，識邪之多少、病之輕淺而治之。三治欲病之人。小兒哮喘發前，多見欲病之象，或鼻塞少涕，咽癢輕咳，此為欲發之象，此當調護起居，沐足熱浴，多飲熱漿，輕證可癒，不為發病。若為欲病甚象，亦可咳嗽方加減阻病萌芽；或有腹脹納呆、口臭苔厚之積滯之象而後發為哮喘者，亦為欲病之徵，當消食導滯而不發。四治未病之人。蓋指哮喘未發時，易發時令，調理扶正，減少復發。未病之人更為重要，必依小兒之體質狀態屬虛、屬實、屬寒、屬熱，辨證調之。

屬熱屬實者，消積方加減；屬虛者，亞康方加減；總以調脾和胃為始終。治病必求其本，小兒哮喘之本，必以平陰陽、調氣血、養臟腑、和脾胃為旨。

17. 小兒易乳蛾論

小兒乳蛾之疾，常見多發，尤以週歲以後更易，因乳嬰之兒，喉核尚稚，易感邪發病。乳蛾者，意含現代之扁桃腺炎、腺樣體增生症，又有急性、慢性之異，化膿、非化膿之分。中醫以往無此稱謂，稱此為喉核腫大，後世醫家稱乳蛾，又分爛乳蛾。對於慢乳蛾之稱謂者，多比同於西醫之慢性扁桃腺炎，但此謂稍顯不妥。一則慢乳蛾僅示乳蛾狀態，不顯乳蛾發病狀態；二則慢乳蛾可無候無症，故應謂慢乳蛾為易乳蛾，易者多發常見，類同易感冒、易肺炎喘嗽、易積滯之謂。易乳蛾，有反覆發病，或無候持續腫大之意。小兒因易乳蛾，可致喉核腫大不消，不赤，可不熱，僅見清咽不適、鼻鼾之症，甚則呼吸不續，久之致患兒智弱，此狀甚少。

易乳蛾，必以扶正為要，正氣存內，則致乳蛾不易，久不易發，年長後可自消，必不致動針刀之器。

易乳蛾治法有三：一日調脾胃，脾胃旺，則喉核不受邪。二日調飲食，少煎炸、乾燥膨化、油膩之食，少其內熱化火，必不致火熱炎上。三日調其二便，調大便者，必致腸腑潤暢，糟粕不留，濁氣必不上蒸；調小便者，令兒尿清尿多，內熱分消，自不上炎。故三調之法，皆令乳蛾不易。

乳蛾急作，必發熱，或熱甚，其時，喉核腫大，必赤紅，熱毒熾盛、敗血腐肉者可致爛乳蛾。急乳蛾熱甚，故易夾驚，應臨證審慎。

乳蛾急作，治之有三：一曰喉核紅、腫、熱、痛，有外感之症，便不祕者，感熱方主之。年長之兒，可作湯劑，小啜頻飲更效。可伍以赤芍、射干、連翹、葛根。重劑 2 ～ 3 天多能獲效。二曰喉核紅、腫、熱、痛，便乾腹脹者，消積方主之，多伍以赤芍、連翹、青蒿，亦可感熱方加大黃、枳殼、赤芍，皆宜。三曰爛乳蛾，感熱方、消積方，二法辨證論治，必伍赤芍、生薏仁、生黃耆、桃仁之品。羚羊角粉常用。

18. 小兒血病論

小兒血病，泛指小兒病位在血脈之出血、貧血、血熱諸證，可歸屬於現代醫學之白血病、再生不良性貧血、血小板減少性紫斑等疾病範圍。責之於中醫之臟腑、氣血津液異常。中醫藥治療此類疾病具有獨特方法。然而，此類疾病屬疑難危候，病因複雜，病機錯綜，故治療上，必審症求因，因人因時而異，諸法同使。不得長效者，可求一時之效而解一時之苦；不能求速效者，可求長久之緩效，總以解疾除苦為要道。

小兒白血病病症較多，屬中醫血證範疇，臨證之時，區別實證、虛證、虛實夾雜證，依據出血、貧血、發熱三大要症辨證論治。中醫應從四個方面，展開臨床研究。

一則調節患兒免疫功能，歸屬陰陽失衡所致，必依期調氣血、平陰陽、安臟腑而實現，此法正合醫理。

二則運用中醫藥方法殺死癌細胞，通常方法是透過篩選有此功效之中藥單味或複方成分，如從砒霜中提取的三氧化二砷，此法雖有悖中醫藥理論，但也可嘗試，從此研究者多專功於中藥學、化學者，但應從臨床有效複方中尋求線索，非閉門獨思所得。

三則促癌細胞凋亡，運用中醫藥方法干預癌細胞程序性死亡，當屬中醫「扶正祛邪」之理念，現研究多局限於實驗室工作，距臨床應用尚有時日，但定有前景。

四則運用中醫藥方法拮抗化療之不良反應，即稱之為減毒增效、減毒護髓，此研究思路也當倡導。化療屬當今治療小兒白血病之重要方法，唯其眾多不良反應，影響治療過程，甚至正邪雙亡，死於化療之不良反應者眾。

另如骨髓抑制之血虛、正虛邪犯之感染、胃傷之泄瀉等。此類病症，中醫藥均有良效，應予倡導，如中醫之丸、散、湯、茶、膏、錠，針灸、艾灸之內外治法。寓治於養之中的食養、食療諸法均宜，多有效果，中西互補，必致療效節升。

小兒再生不良性貧血分為急、慢二證，急證多屬於中醫血分熱盛之證，此證凶險，短時奪命，歸屬熱毒深伏骨髓，迫血妄行所致，此證多表現為大毒、大熱之候，處方用藥必急投犀角地黃湯、安宮牛黃丸立解毒、清營、涼血之功效，可不惜重劑，迅解熱毒之邪，否則患兒會迅時傳變，發為亡血、亡液、亡氣之候。如有是證，必配伍益氣、養血、回陽救逆之人蔘、地黃、肉桂、附子之品。慢證患兒中醫優勢更彰，臨證時應審患兒之虛證輕重，別虛證之病位，屬氣、屬血、屬陰、屬陽，但必以「顧護脾胃」為大法、常法，貫徹始終。其立法有二：一則避免脾胃所傷，如藥物所致，尤指化學之藥；二則益氣健脾立法，蓋「脾胃為氣血生化之源」之理。不可因「腎主骨生髓」而一味補腎，是法取效甚微。

小兒血小板減少性紫斑，此患兒多表現為皮膚黏膜、內臟，甚至顱內出血，中醫屬肌衄、鼻衄、齒衄範圍，中醫治療此證有三法：

法一，急性期當屬中醫血熱妄行之證，必以清熱涼血、解毒為主，不可單用止血之品，常伍以犀角、地黃、羚羊角、黃芩、黃連、梔子、青蒿之味，又可酌配仙鶴草、茜草、紫草及炭類止血之味。

法二，臨床緩解之慢性期，應以調理脾胃為大法，促胃受納，促脾化生，化氣生血，氣旺攝血。除此之外，應禁忌傷及脾胃之飲食、藥物，如患兒久用苦寒之品、久食寒涼食物等。

法三，調和營衛，使其鮮患外感之疾，此證患兒多因衛氣不固，加之寒暖不知自節，每多六淫犯衛，外感之疾頻發，招致此證反覆難癒。調和營衛，扶正袪邪，正氣存在，邪又何干？亞康方合玉屏風散主之。然，小兒乃純陽之體，熱盛體質居多，熱盛之體，又易患感冒、咳嗽、乳蛾之證，故在調和營衛之時，不忘清熱利尿、清熱瀉火之品，如便乾之大黃、青蒿，尿黃之白茅根、車前子，內熱之梔子、連翹。

19. 小兒胎黃論

小兒胎黃，必辨屬常屬異。屬常者，則黃染有時有度，色淺澤明，數日漸退，無須治之。屬異者，當別其黃在陰在陽。色黃深而明澤者，屬陽黃，極黃者危。色黃，晦而暗者，屬陰黃，難治。無論黃之屬陰屬陽，凡小兒神萎、不乳、聲微者皆危候，常不治。

屬常之黃，不必施治。有醫者不明此理，妄投茵陳、梔子之苦寒清熱燥溼之品，或重劑久用，傷及小兒腸胃，致使傷寒泄瀉，久瀉難癒，日後易為外感。

故屬常之黃，僅多迎日光之浴，頻飲漿水，二便通暢，黃染漸袪。屬常之黃，忌過度施治。亦有小兒輕黃屬陽，數十日不消，若四診合參無異，亦不從異論治，唯日沐多漿即可。

屬異之黃，屬陽者。法之本該清熱解毒利溼，恐大寒傷正，宜淡滲利溼之品退之。蓋因胎黃之陽，多秉承孕母，胎熱、胎毒之氣熏蒸所致。然初生之兒，脾胃尤為脆薄，苦寒之劑當慎施，即使當用，亦應配伍顧護脾胃之品，中病即止，不可久用。常施以：茵陳、梔子、茯苓、薏仁、玉米鬚、車前草、白茅根。若不遵囑，必傷脾胃。輕者胎黃難退，重者陽黃轉陰黃，更難痊癒。

小兒胎黃屬異者，可辨證論治，施劑於納肛之法，或複方濃煎保留灌腸，或湯汁細濾大腸緩緩滴入，此法可代脾胃受納運化之功，亦可獲效。複方製劑，沐浴祛膚之黃亦效，詳參「小兒藥浴論」。

孕母節辛辣、燥烈、厚味之品，必令胎熱、胎毒為患者鮮見，小兒胎黃亦鮮。小兒陰之黃，皆勢重難治。病機於陽虛溼盛，寒溼為患，本虛標實，多責之於先天父母稟受有異，溫中化溼是為大法。然初生之兒，臟腑嬌嫩，不耐克伐，故施藥不宜峻猛，常擇：茵陳、太子參、炒白朮、茯苓、炒薏仁、炮薑、肉桂、補骨脂。初生之兒，宜少飲頻用。

20. 小兒驚論

小兒之驚，乃重危之候。每遇發病，父母最為恐慌，就醫最為急迫。然小兒之驚，成因複雜，病機多變，不易即刻明辨，中西合為，多可獲效，殞命者少。小兒之驚有熱驚、食驚、疳驚、氣驚、肝驚、痢驚、癇驚等諸驚之別。

小兒熱之驚。最為常見，蓋因外感熱盛，火熱之邪擾心竄腦，故令神昏抽搐。此驚多為時短暫，預後不惡。父母有驚者，小兒善發。熱驚雖為標證，若是反覆久長，亦可傳變為惡，或發為癇驚、疳驚。小兒熱之驚，當以制熱為先，止驚為後，此所謂已病防變之意。有醫者，知其既往易患小兒熱驚，一有盛熱，急投鎮靜安神之品，緩予解熱之味，此非治驚之要。當先解熱為要，解兒之熱又當明辨熱之因，熱之理。小兒熱驚，每於急熱之時發驚，而小兒急熱最為常見，故小兒之熱可須臾驟變，尤以夜熱、夜驚多發，醫者當知，囑父母細察。

小兒食之驚。亦謂小兒食厥，多因於小兒飲食不節，暴飲暴食，脾胃不堪重負，壅滯中焦，氣機逆亂，水穀不為精微輸布，反為濁氣上逆清竅，發為食厥。小兒食之驚多有飲食不節之因，可見食後不久，突發面色蒼白，倦怠神疲，嘔惡神昏，吐之則解。驚之後調脾和胃，可獲長效。

小兒疳之驚。多為疳證之慢驚風，可見於不時四肢蠕動，神志恍惚，疳之候盡現。類同現代醫學之重度營養不良、佝僂病、貧血、脫水之疾。疳之驚，當以治疳為先。可參「吳瑭治疳九法論」。

小兒氣之驚。蓋因情志所傷，情志不遂，責之有過，肝氣逆亂，發為氣驚。氣驚之辨，必有因於情志所傷者，發病可見突發鬱悶，不語不理，或四肢抽動，每遇發作，症候類同，針灸可解。另有小兒氣之驚，遇情不遂，突然大啼不止，久不納氣，氣鬱不達，清竅失養，發為氣驚，亦稱氣厥，類似於現代醫學之癔病。以上均為實證。治之根本在於父母教子之過，過於溺愛，怯弱之體易發。

小兒肝之驚。多為邪毒峻烈，內陷厥陰，經筋剛柔不濟發之。肝之驚，可見高熱、神昏、抽搐、嘔吐之候。治之宜清熱解毒、鎮驚熄風，清營、安宮、紫雪主治。肝驚類同現代醫學之中毒性腦病、腦炎等症。

小兒痢之驚。特指疫痢之驚，因其勢甚病危，常致小兒驚搐不止而亡。故小兒痢驚，最為凶險。小兒痢驚，其驚之候同肝驚。其異在於痢驚多見夏秋之季，溼熱當令，必因於不潔之食。便下膿血者，邪有出路，其驚不險。未見膿血者，其驚最危，蓋因閉門留寇之故。驚證有疑者，問兒之飲食，切兒之腹脹，望兒之神情倦怠、面色灰白，聞兒之口臭，雖無膿便，急令下法，導邪外出，可防傳變，自不發驚，消積方加減。

小兒癇之驚。蓋指癲癇之驚。辨證論治，眾方甚多。然小兒癇驚，不可僅以鎮驚熄風為配伍，宜綜觀小兒之形神、五臟六腑、氣血津液之盛衰，從本調治。脾胃之氣最為要點。

21. 小兒膚疾外治論

小兒皮膚之疾常見多發，尤以溼、瘡、癬、皰、疹居多。內調之外輔以外治每獲良效，常施複方百部煎：生百部 20g、生蒼朮 20g、黃連 15g。加水適量濃煎至 100ml 外塗。具有清熱、解毒、燥溼之功，多施治於溼熱毒邪浸淫所致多種小兒皮膚之疾。

小兒紅臀。紅臀多指嬰兒因久瀉或尿褥久漬所致之肛門及周圍皮膚潮紅、皮疹，甚或糜爛，乃溼熱浸淫局部皮膚所致。應用複方百部煎外擦局部，日 3 ～ 5 次，連用 3 日，1 ～ 2 日即可顯效。擦塗可適當伸入肛門內少許，效果更好。傳染性軟疣。該病多由病毒感染所致，以面頸及軀幹多見，散在分布，呈豌豆大小，其色如同常膚，搔癢，接觸傳染。施複方百部煎外塗軟疣及周邊，日 3 ～ 6 次，連用 3 ～ 5 日，可有效消退軟疣，預防傳染，對繼發細菌感染者更適宜。軟疣多且反覆者當配內調之劑。

脂漏性皮膚炎。該病多見於 6 個月以內之肥胖兒。好發於髮際、眉際、耳後及皮膚皺褶處，初為紅色丘疹，後漸大為紅斑片，常覆黃色油膩性痂皮，甚時可見淡黃色滲出液，常繼發感染，時發時癒，臨床療效欠佳。施以複方百部煎外擦，日 3 次，連用 3 ～ 6 日，待將瘥後改日施 1 次，鞏固 6 日。甚者，合內調脾胃。

丘疹樣蕁麻疹。又謂之丘疹水皰性蕁麻疹，多見於3歲以內小兒。其皮疹如綠豆或黃豆，大小均勻，常叢集一起，以四肢伸面為多，初為紅色丘疹，後呈皰疹，搔癢明顯，常常抓破。施以濃煎劑外塗，日3～5次，具有止癢退疹之功。甚者，當配服調脾和胃之品內治。

嬰兒溼疹。多見於1歲以內患兒，呈丘皰疹樣皮損，有滲出傾向，反覆發作，中醫責之於溼熱毒邪浸淫，複方百部煎清熱解毒燥溼，正中病機。日外擦3～5次，連用1週，後可日1～2次，鞏固防復。小兒鼻疳、鼻疔。鼻疳乃指小兒鼻前庭及附近皮膚紅腫、糜爛、結痂、灼癢的一種病變，非獨由疳證而發，多由溼熱毒邪熏蒸所致，常反覆不癒。滲出液少者可用複方百部煎外塗，日3次，直至痊癒。滲出液多者，可先施該方外敷乾粉之劑，待燥溼結痂後改為煎劑外塗，鞏固療效。鼻疔，則指小兒鼻前庭部位癤腫，多由熱毒引起，是方外塗顯效。膿耳者，同法可治。

22. 小兒腹痛論

腹痛乃小兒常見多發。因於小兒生理病理之特點，小兒腹痛之候可因於年齡而有不同之候。嬰幼兒之腹痛，因其表達能力所制，多表現為突發之啼哭、情緒不遂，並可伴見納少、便乾及腹脹；年長兒之腹痛，常可自訴，多定位於腹部不適、臍周痛、疼痛輕緩，往往可自行緩解，發無定時。乳食生冷者易發。

現代醫學認為，小兒腹痛乃腸繫膜淋巴結炎所致，但其在病名及超音波的診斷標準上仍未達成一致，故而眾言不一。腸繫膜淋巴結炎常繼發於病毒性胃腸炎。然而，在諸多無症狀小兒中也常見稍腫大之淋巴結。

在鑑除急危重症之腹痛後，小兒腹痛多責之於脾胃不和，亦稱胃腸功能紊亂，乃胃腸道之功能性疾病。凡飽食、腹部中寒、貪涼食冷者均可成為病因。乳食過量或食物過硬不軟，胃納過量而脾運無力，壅積腸胃之間，阻滯氣機升降，有礙胃腸消導之功，而出現腹脹、腹痛、腹瀉或便祕。感受寒邪或過食生冷，寒客腸間，生冷停積於胃腑，寒凝氣滯，不通則痛，則可發生腹痛。

小兒腹痛之治有內治、外治二法，輕證調其飲食可解。內治之藥，主要有二：其一為消食導滯、理氣止痛。宜於積滯患兒，其常可表現為腹脹、口臭、便乾、舌紅苔厚、脈滑數。方用消積方加減。其二為健脾溫中、溫胃止痛。此法宜於腹部中寒或貪涼食冷者，常表現為腹痛得按則解，得溫則減，舌淡苔白。方用亞康方加減。

外治之法，常以物理療法為主，如溫熨、熱敷及熱粥之法，此法最宜於寒性腹痛。

小兒腹痛之鑑別有六：

一者泄瀉之痛。其腹痛常伴便質溏泄、日有數解，詳詢其情，常有飲食不潔，或飲食不節之因。類同於現代醫學之腸炎、痢疾。

二者腸癰之痛。其腹痛多有壓之痛加，起止痛甚，疼痛持續加重並伴發熱、嘔吐等候，疼痛持續加重最有鑑別意義。胃腸功能紊亂之痛多為反覆疼痛，疼緩，可自解。

三者腸套疊之痛。其疼甚難解，常伴見果醬樣便，患兒常見面色發灰、神倦乏力。

四者蟲證之痛。小兒常常飲食不潔，酸辛苦寒驅蟲有效。

五者情志之痛。多為年長之兒，可因情志不遂，關愛不及而訴述腹痛，其腹痛多伴情志不遂，情志遂欲則癒，可多次發病，情境類同，蓋因小兒每訴腹痛，必有情志所遂，故而自我發病。

六者他症之痛。如症瘕積聚，其常緩慢日久，漸行加重，多伴羸瘦；腹型癲癇之痛，其平素必癲癇發作狀，且施以抗癲癇藥物顯效；過敏性紫斑之痛，必見皮膚之斑疹；A 肝（陽黃）之疼，則必見鞏膜黃、周身黃染。

總而言之，小兒腹痛常因於飲食或外感風寒之因，先始鑑別急危重症之後，每多易於調治，正如明代萬全《幼科發揮》云：「小兒腹痛，屬食積者多。食積之痛，屬寒者多。蓋天地之化，熱則發散而流通，寒則翕集而壅塞。飲食下嚥之後，腸胃之陽，不能行其變化轉輸之令，使穀肉果菜之物，留戀腸胃之中，故隨其所在之處而作痛也。」

23. 小兒泄瀉論

小兒泄瀉，病位中焦，乃脾系常證，四季時令均好發，夏秋季尤多。小兒泄瀉，多責之於「脾常不足」，乳食不能自節，正如《素問．痹論》云：「飲食自倍，腸胃乃傷。」陳復正《幼幼集成》云：「夫泄瀉之本，無不由於脾胃，蓋胃為水穀之海，而脾主運化，使脾健胃和，則水穀腐化，而為氣血以行榮衛，若飲食失節，寒溫不調，以致脾胃受傷，則水反為溼，穀反為滯，精華之氣，不能輸化，乃致合汙下降而泄瀉作矣。」中醫小兒泄瀉一病，與現代醫學小兒腹瀉類似，當屬非感染性腹瀉範疇，中醫治療此證更宜。小兒泄瀉有外感、內傷之別。外感又有風寒、暑溼之分。內傷則責之於實證，又分為傷乳食、傷冷食、驚瀉。內傷之虛症有脾胃虛、脾腎虛。另有感冒夾滯之泄、食物過敏之泄，臨證不可不辨。

風寒之泄。多因於風寒外感，傷及脾胃，或涼腹凍足，寒中脾胃，常見泄瀉清稀、泡沫、腸鳴漉漉，多伴風寒表證之鼻塞流涕。治法當予疏風解表、溫中消食。暖暖包溫中散寒之法甚驗，取大青鹽 500 ～ 1,000g，炒熱布裹，溫敷中脘、神闕穴之位。又可艾葉煎湯沐足致額微汗出。熱粥頻食亦效。

暑溼之泄。多因於夏暑之月，溼熱主令，直中腸胃，令溼熱之泄。若因於暑令貪涼，風寒外感，又加之溼熱內蘊，形成暑瀉，類似於現代醫學之腸胃型感冒，可於感冒中辨證論治，如感冒夾滯，或於泄瀉一病辨證論治，如泄瀉兼外感。無論何治，唯謹守病機，則治不謬誤。而前者之溼熱瀉，則宜醒脾化溼、清熱利溼之法治之。辨明病機，治之不難。

感冒夾滯之泄。當分清外感與積滯之多少、輕重，或予疏風解表為先，兼予消食導滯；或先予消食導滯為先，後予疏風解表。臨證必別主次，兼而治之，不可偏一，非者效差緩癒。

內傷實證之泄。傷於乳食者，臨床辨識較易。必有乳食不節之為，每見大便不化，聞之臭穢如敗卵，治之當節制飲食，使小兒之「腸胃乃傷」得以復癒，消食導滯自不贅述。舌苔白厚膩、腹脹、夜眠不安、口臭等當為辨證之要點。食瀉者，當遵萬全《幼科發揮》：「小兒吐瀉，多因傷乳食得之……初得之不可遽止，宿食未盡去也。宜換乳食。」

驚嚇之泄。多見於小嬰兒怯弱之體，突受聲音或非常之物驚嚇，而後啼哭不止，不久泄瀉。此為驚恐傷肝之氣機，肝木乘土，脾陽被扼，則令驚泄。治法當溫陽健脾，佐以蟬蛻、龍骨之品安神定驚。所謂溫陽，蓋因驚嚇之泄，其小兒每多怯弱之體，又多見小嬰之兒，每為脾腎陽虛，多見便多、色青、色綠、泡沫，此乃寒症，故當以溫中通陽。溫熨之法亦宜。

內傷虛證之泄。多因於久泄致虛，或大病之後，患兒氣虛、陽虛之體，或先天氣虛、陽虛，無論是復感風寒，還是飲食所傷，皆易令虛瀉。虛之瀉不離脾胃氣虛、脾腎陽虛，兩者亦可互為傳變。脾胃氣虛之瀉，必見於大便不化、色灰色白，食物殘渣顯見。伴有面色萎黃、乏力、羸弱等症，益氣健脾是為大法，因脾虛不運，必致食滯不化，健脾之中，不忘運脾，故而常兼以消食導滯，可用神曲、麥芽、蒼朮、檳榔、炒牽牛子之品。

脾腎陽虛之瀉，必見大便清稀、完穀不化。少涼瀉甚，可見四肢不溫、羸瘦脫肉、面白神倦等症。治法必予溫陽補腎之桂枝、製附子，可酌選炮薑、補骨脂。仍應兼顧健脾益氣，常用太子參、炒白朮、蓮子、炒山藥。

內傷虛瀉，粥療促效。蓋因脾胃之證，必三分治七分養。氣虛，山藥小米粥。陽虛，山藥小米粥，並溫服當歸生薑羊肉湯，溫補脾胃。推拿、溫熨、艾灸、臍貼之法皆可輔佐，同為臨證效法。

24. 嬰兒泄瀉論

嬰兒泄瀉常見多發，雖不礙食遲長，因其病久難癒，傷氣損正，常令日後反覆肺系之疾，不可不慎。臨證多見於：便稀如水或稀糊之狀，色綠或黃綠，日 5 ～ 10 解，量時少時多，便中乳食不化、泡沫、黏液、腸鳴漉漉，常伴漏肛、肛門潮紅，甚則糜爛，多無熱，病久諸治不癒。此乃風寒外感或寒涼直中腸腑所致。多顯為「風寒外感，兼有溼熱」之象。風寒外感，犯及脾胃，脾傷則運化失職，胃傷則不能受納腐熟，以致清濁不分，並走大腸，故見泄瀉。必以解表散寒，燥溼健脾為大法。

嬰瀉方化裁：茯苓 10g、車前草 10g、炒薏仁 20g、炒山藥 20g、炒白朮 8g。煎汁頻飲，日 3 服，續服數日。山藥、茯苓、白朮、薏仁燥溼健脾，炒之更效；車前草清熱利溼，又有利小便實大便之意。可配伍葛根、炮薑、藿香、白茅根之味，更宜。

久瀉肛赤糜爛者，施百部煎外擦及四周，日 5 ～ 6 次。外治煎劑，具有清熱、解毒、燥溼之功，可治又防肛門之潮紅、糜爛。嬰兒之瀉，外治暖暖包效良：大青鹽 500 ～ 1,000g，鐵鍋熱炒，厚布包裹試母面膚不灼，熱熨患兒臍部至不溫，以熨膚潮紅為度，日二、三熨。熱熨具有散寒溫經之效。現代研究證實熱熨法之效，源於熨可緩解腸蠕之亢進，促消化之能力。嬰兒之瀉，有醫者因其久瀉不癒，誤責之於乳母所傷，囑其斷乳，此為謬也，禁食母乳則令日後病患叢生。粥療之法更宜：小米適量，加炒山藥、炒薏仁，加少許小蘇打，慢火久煮，以糜爛之漿啜食。

25. 小兒秋瀉論

小兒秋月之瀉，多責之於外感，尤以 3 歲以內小兒多發。秋月燥氣主令，秋風又多，而小兒「肌膚薄，藩籬疏」，加之寒暖不能自調，故極易感邪，肺病及脾，肺為邪犯，通調水道之職澀滯，乃至水液代謝不常，脾運化之水溼不能經肺通調全身，下走小腸，致使小腸清濁不分，故而泄瀉不止。

小兒秋瀉與秋月之傷食瀉、溼熱瀉有別。小兒秋瀉，一是常伴外感輕症，如鼻塞少涕、咽紅、發熱。二是瀉之量多、次頻、糞少水多，或如水樣、米泔水樣、蛋花湯樣，極易傷津亡液。三是泄瀉初日，常伴見嘔吐，且較甚較急，甚至食入即吐，1 ～ 2 日後可自止。四是體弱之兒或感邪較甚，極易發生危候，常見邪陷厥陰之變，似現代醫學之病毒性腦炎或中毒性腦病，不可不慎。但凡見高熱突起、神昏抽搐者，速用清熱解毒、醒腦開竅之法，如安宮、羚犀之類。五是秋瀉常發生於秋月，但非秋月獨有，四季可發，但凡小兒發病悉有上症者，均可參此辨證論治。

小兒秋瀉治法，六字概括：解表、醒脾、利尿。解表宜用疏風散寒之藿香、紫蘇葉、葛根之類；醒脾宜用醒脾化溼之蒼朮、茯苓、半夏、白荳蔻、厚朴；利尿者，宜淡滲利溼，利小便而實大便之意，宜車前草、生薏仁、豬苓、白茅根、澤瀉、茯苓之品。方用藿朴夏苓、藿香正氣、導赤、參苓白朮之化裁。

小兒秋瀉無傷陰傷液者，多四、五日可癒，食療之法亦有良效。一可養胃止瀉；二可實腸增液，不可不使。宜小米山藥薏仁粥：小米適量，懷山藥切碎煮糜，用生薏仁煮水，加少許小蘇打，慢火煮小米和上藥至稠糊狀，令小兒頻食不限，每獲良效。

小兒秋瀉之治有三禁：一則禁予止吐之法。秋瀉之吐，乃邪出自保之徵，不必見吐驚慌，速給止吐之品。二則禁予止瀉之品。同上之理，不必急於止瀉，以免閉門留寇，尤其腹脹嘔吐著者，止瀉之法雖能暫緩吐瀉，但極易邪毒內留，變生危候，終會吐瀉再發，甚於初始。故慎用訶子肉、罌粟殼、五味子之品。三則不忘食節、食禁。小兒秋瀉多伴納呆、腹脹之症，脾胃受納運化功能受損，故而禁食肉蛋煎炸之物，節食乳奶甘甜，唯上食療粥方不禁。

秋瀉極易傷陰液，諸如現代醫學之脫水。對於傷陰耗液之重症，可予以補水、補鹽、補鹼，但應禁予抗生素之品。

26. 小兒多動、抽動論

小兒過動症、抽動症乃近代醫者提出的小兒疾病，病因不明。在中醫，並無專門論述，過動症其臨床表現可見於痙症、臟躁、健忘等病症中，過去該證少見，更鮮見論述。目前，中醫藥方法治療該病症療效肯定。而抽動症則多屬中醫慢驚風、瘈瘲、肝風等範疇。因其二病在臨床表現上多有交叉，其主要病機也類似，治療原則近同，故多將二病同論。吾以為，大凡近代提出的新病新證，不宜細分太過，如此眾論，無所適從，更難為眾醫重複取效，故對此類病症宜簡不宜繁，中醫臨證應以最簡之法，醫繁眾之證，在簡中尋求之變，此乃上工之術也。

二病之因之法有三：

一因於脾胃不和者，脾不運化，精微不化，清竅失養，經筋失潤，故發二病，治之以調脾和胃是為大法，吳瑭治疳九法可揆情選用，常以甘淡養胃、調其飲食、升降胃氣、升下陷之脾陽等法辨證論治。推拿、針灸、貼敷之法也宜。

二因飲食不節者，過食膏粱厚味、煎炸膨化、乾燥辛辣之品，必致患兒燥熱內生、肝火旺盛、擾心伐肝，遂成二病。如常食肉、奶、甘味者多見。治療上必調其飲食，多素蔬果，飲食不可過好、過細。處方立法宜清、消、下三法互參。推拿之法也宜。

三因於情志所傷者，此因在二病也謂常見。多責之於過分溺愛，從小任性自我、誇張、躁狂，行為蓋不自拘，久而久之，形成此證。此乃因於情志之一；又有小兒偶有二病之症，或因於他病有症，父母時常為此責罵體罰，患兒受驚受嚇，每經受責，心腦更加印記，久之則形成二證。如因於外感疾病的小兒咽不適、異物感、喉中痰，為此，小兒常清咽發聲，家長必責罵，或突然懲戒，久之則形成二病。故對於小兒偶發此病，或因病而有者，父母應禁責罰，不使患兒過分感覺。多動、抽動頻現者，必移情別志，使其注意力分散，不過分關注在意，久之自癒。宜多玩耍、遊戲。

另法，對無論何因之二病，均應勞逸結合之法實施。所謂勞，即增加運動，比其平常更加勞其筋骨，如戶外遊戲，尤其眾人之團體遊戲，又如游泳、長跑、球類等運動。勞其筋骨者，也必健其筋骨，暢其血脈，瀉其肝火，故運動可抑二症。所謂逸者有二：一則小兒要運動，應動靜結合，禁過分躁動。一方面如上述一樣多運動，另一方面又要讓孩子勤習如琴、棋、書、畫之類的靜態之事，即所謂的養心、養神。二則使患兒睡眠足，睡眠好。大凡缺乏休眠者，必致患兒神燥、心煩，易生二病。另外，禁多影片及電子遊戲等刺激情緒傷神之娛，切記！

27. 小兒天癸早至論

《素問．上古天真論》曰：「女子七歲，腎氣盛，齒更髮長。二七而天癸至，任脈通，太衝脈盛，月事以時下，故有子……丈夫八歲，腎氣實，髮長齒更。二八腎氣盛，天癸至，精氣溢瀉，陰陽和，故能有子。」此為小兒天癸之常態。有稍早於二七、二八至者亦可為常，晚至一、兩年者亦不為異，但早甚遲甚均屬異。而今，天癸早至者多發，每見乳房早育、前陰早熟、女子月事、男子鬍鬚長。其病位在肝、腎二臟，亦可源於脾，因於心。因於肝者，肝氣有餘，鬱而化火，肝火旺，責之於平素急躁易怒，過食辛辣，治之以龍膽瀉肝之類，或消積方化裁。

因於腎者，陰虛火旺之候，可因於藥物，如激素等化學之物，知母、地黃或消積方、亞康方，加味知柏地黃丸主之。因於脾者，多責之於終日膏粱厚味、肉食有過，或濫用補物，一則令腎中精氣早盈，天癸早生；二則飲食不節，脾胃運化無度，水穀之精微過豐，腎之充養太過，天癸早至。肥胖之兒亦可因於此。常云腎無太過，其實不然，小兒之天癸早至，可因於虛，也可因於實也。因於心者，多責之於小兒心志啟蒙過早，視觸淫穢之物日久，淫慾漸長，心火旺盛所致，必令小兒遊戲多動，勞其筋骨，移情別志，治之瀉心火，導赤散或消積方化裁。

28. 小兒齒疾論

齒疾，後天得之者眾，不可概責之於腎。齒雖生於腎，後天養護卻關於脾胃，故脾胃關乎於齒。陽明經絡循行連齒。齒疾之病因多源於脾胃失常，牙齒榮潤堅固，賴脾胃之養。脾胃失常，後天之精不能充養，令齒牙變生疾患。齒疾眾多，有齒齦腫痛、齒黑、齒黃、齲齒、齗齒、齒更遲、齒衄、齒枯、鋸齒、牙疳。小兒齒疾者，重調其脾胃。

醫家多腎與齒並論，其腎在體為骨，齒與骨均賴髓充養，齒與骨同出一源，齒為骨之餘，凡人之牙齒潤澤堅固，是腎氣盛、津液充足之現，更常以齒長來測腎中精氣之盛衰。正如《諸病源候論》云：「牙齒皆是骨之所終，髓氣所養。」然齒之疾後天得之眾，不可概責之於腎，後天脾胃之運關乎腎精充盈，故脾胃關乎於齒。《慈幼新書》云：「齒齦，上屬足陽明胃，下屬手陽明大腸。而其為病也，責胃居多，但所傷有胃血胃氣之異。」《幼科發揮．原病論》亦有云：「胃者主納受，脾者主運化，脾胃壯實，四肢安寧，脾胃虛弱，百病蜂起，故調理脾胃者，醫中之王道也。」脾胃失常，後天之精不能充養先天，齒疾生矣，故治腎者，善調其脾胃。

臟腑經絡循齒絡齦，《靈樞．經脈》云：「大腸手陽明之脈……其支者，從缺盆上頸貫頰，入下齒中……胃足陽明之脈，起於鼻，交中，旁納太陽之脈，下循鼻外，入上齒中。」二經皆環繞過齒。手足陽明經之循行均經齒，故經絡受邪，邪氣亦可循經上行影響至齒，令患齒病。齒雖屬腎而齒齦總屬陽明經所絡，齦肉乃脾胃所生，相連生疾，故齒疾與脾胃關係切。《難經．四十四難》云：「唇為飛門，齒為戶門。」食物入口先經齒咀，戶門為食物之通路，故戶門與水穀相關，胃受納水穀而脾運水穀，故齒與脾胃關。

辨經絡分治齒痛，《靈樞．論疾診尺》云：「診齲齒痛，按其陽明之來，有過者獨熱，在左左熱，在右右熱，在上上熱，在下下熱。」以陽明經之病變反應測知齒疾。《靈樞．雜病》云：「齒痛，不惡清飲，取足陽明；惡清飲，取手陽明。」以經絡辨證診療齒疾具體病位之治法。清代張志聰《黃帝內經靈樞集注》云：「手足陽明之脈，遍絡於上下之齒。足陽明主悍熱之氣，故不惡寒飲。手陽明主清秋之氣，故惡寒飲。」齒疾，陽明經絡傳變所致，當分經辨治。

小兒齒疾因於脾胃。齒疾，從臟腑經絡辨治，不獨責之腎。脾胃為氣血生化之源，氣血虛則齒不榮。小兒乳牙初生，其生在脾胃，關乎腎，發齲齒者眾，其因於乳牙稚嫩，易蝕，若常與甜食、膏粱厚味，必令食蘊胃腸，化溼生熱，上蒸於齒，易發齲齒。年長之兒，腎氣漸充、齒更髮長，為恆牙生，其生在腎，關於脾胃，其牙齒之養護更關乎脾胃。土能承載萬物，脾胃強盛，則固齒有力。脾主升清，氣血津液充則牙齒榮潤有澤。若脾胃失運，齒易生疾，溯本求源，則腎為先天之本、脾為後天之本，先天之本必賴後天之本充養。齒雖屬腎，而生於齦，屬陽明經所絡。若現胃失和降，腸失傳導，則溼熱濁氣上熏於齒，易生齒病。

脾胃熱盛致齒痛。小兒齒痛齦腫責之脾胃熱盛，《遵生八箋》曰「：齒之有疾，乃脾胃之火熏蒸。」後世醫家治療齒疾時，遵循經絡關聯，根據病症虛實，實證多採用清瀉陽明胃火治法及方藥，如清胃散，乃治胃火之牙痛，虛證多滋胃腎之陰以降火。如《素問·繆刺論》曰：「邪客於足陽明之經，令人鼽衄，上齒寒。」齒疾，實火多因胃腸積熱、感受外邪等引起。中醫多認為實火牙痛與胃腸鬱熱有關，胃腸之熱多鬱於陽明經而化火，火循經上炎故齒痛。《幼幼集成》提出：「小兒多食肥肉，齒牙臭爛不可近者，名為臭息，此胃膈實熱也。」又曰：「上下牙床腫者，此手足陽明實熱也。」《口齒類要》曰：「齒痛齦浮而不動，屬於坤土，乃足陽明脈所貫絡也，因胃有溼熱故爾。」

食滯致齒齘。齘齒，俗稱磨牙、咬牙、切牙、齒齘。齘齒者多源於中焦食滯，或食積蘊熱。《幼幼集成》曰：「夢中咬牙，風熱也。由手足陽明二經積熱生風，故令相擊而有聲也。」《中醫臨證備要》云：「常人和小兒睡中上下齒磨切有聲，亦屬胃火偏旺。」《雜病源流犀燭》云：「齒齘，乃睡中上下齒相摩有聲，由胃熱故也。」齘齒，概由胃熱生風，切齒作聲，故論治當從脾胃調之。胃熱多源過食煎炸膨化之物，父母遂兒所好，以甜膩、膨化、燥熱、健補之品為食，久損脾胃，水穀失運，積久化熱。

陽明溼熱致齲齒。「齲」，朽也，蟲嗜缺朽也，亦作「蟲齒」，與今之齲齒同也。齒疏，齒不密實，或因於口腔不潔，或因於濁汙浸漬，久不去致齒黑、齒黃，甚致齒牙腐蝕而朽；或溼熱熏蒸太陽、陽明二經，齒牙蛀蝕宣露，疼痛時作。概小兒飲食無節，乳食內停，脾失健運，故現溼熱內停，溼性黏膩，浸附於齒，久致齒腐。脾氣虛弱，水溼運化失職，溼濁上泛，會導致齒黃、齒黑。

《濟世全書》云：「牙齦生蟲，乃陽明胃上溼熱甚而生也。」齒之疾，與食要切，如甘甜之品，多食則壞人齒。《小兒衛生總微論方》云：「小兒牙齒病者，由風熱邪毒，干於手太陽之經，隨經入於齦齲，搏於血氣，則生宣爛。」又云：「因恣食酸甘肥膩油麵諸物，致有細黏漬著牙根，久不刷摻去之，亦發為疳宣爛，齦作臭氣惡血。」

氣血不榮致齒遲。齒遲者，小兒齒生過時而不出者，或遲緩者，或緩出而不長者，或齒更遲緩者。此非補腎取效，亦非補鈣得功，乃因於脾胃虛弱，氣血不足也，多責之積滯、疳氣，後天失養所致。雖牙齒乃骨之所終，髓之所養，然腎精充乃賴後天之養，脾胃為後天之本，氣血生化之源。脾胃運化失常，致精失充；或乳母失宜，乳汁不足，水穀乏源，後天之精無以生化，致齒遲。治本者，善調脾胃，以復臟腑之功，助腎精充。小兒以脾胃為本，調之則本健。唯調乳母、節飲食、慎藥毒，使脾胃無傷，則根固齒牢。

火盛、氣虛致齒衄。齒衄乃血自牙隙或牙齦滲出之候，總分虛實，實證多見胃火迫血上溢，虛證多見氣不攝血外溢。唐容川《血證論．齒衄》云：「牙床尤為胃經脈絡所繞，故凡衄血，皆是胃火上炎，血隨火動。」若牙縫出血，量少色淡，纏綿不癒，遇勞則甚，面色萎黃、身倦乏力、大便溏薄、脈虛弱等，多責脾胃虛損，氣血生化不足，脈絡空虛，不能上輸精微於齒齦，齦失所養，易為邪侵，發為齒衄；或中氣不足，統攝無權，血自溢出，亦發齒衄。氣血不攝致衄者，亞康方或歸脾湯主之。

脾不升清致齒枯。齒枯、齒槁，皆謂齒失潤澤。《幼科釋謎》云：「其由脾胃實火，作渴，口舌生瘡，齒齦潰爛。」《證治準繩．幼科．死證》云：「疳牙齒落，髮疏黃燥，皮膚黑燥，驚風咬乳，戛齒泄屁，黑色繞口，此腎絕也。」其云齒脫膚枯皆由脾胃虛弱之疳證而來，虛極至腎亦絕。脾主為胃行其津液，上奉牙齒，使牙齒潤澤光潔。齒之變，故當從脾胃論之。脾不升清，氣血津液輸布失常，齒不榮，或為質枯，如死牙死骨，色若枯白無澤，抑或色黃，或伴見齒疏、齒稀。醫者常喜治以補腎，不驗，何也？實乃小兒脾胃不和，或久為飲食不節，致津液不足，必調脾胃，促健運，方令齒榮更長。齒枯，或伴齒垢脫落者，多因脾胃虛弱，齒不榮、不固所致。或小兒有鋸齒者，乃牙齒之上叢生細小鋸齒狀，也為齒不榮之象，非補鈣獲效，謹調脾和胃，循以硬食練其堅固，久則鋸齒消。

29. 小兒嗜異論

小兒嗜異症又稱為異食癖，也有叫異嗜症、異食症、食癖症、亂食症等，蓋指喜愛攝取非常之物或食物，如紙屑、牆皮、煤渣、泥土、頭髮、指甲、生米、生肉等，常伴有厭食、乏力、面色萎黃、疳氣等。小兒嗜異常見好發，男童稍多。其候頑固且持續，雖可嚇止，仍偷偷咬食；有性格怪異者，常伴行為異常、緊張、焦慮、恐懼、警覺等情志之候。亦致營養不良、發育滯後。或致蟲症、舌炎、口炎等。中醫無嗜異症之稱，當屬疳證、積滯、厭食、蟲症之範疇。現代醫學認為該病可因於代謝功能紊亂，味覺異常或心理因素。

古代醫家相關之論頗為豐富，擇萃錄之以為詢閱。《小兒藥證直訣·諸疳》云：「脾疳，體黃腹大，食泥土，當補脾，益黃散主之。」《小兒衛生總微論方·五疳論》云：「其候腹大如鼓，上多筋脈，喘促氣粗……唇口乾燥，好食泥土。」《赤水玄珠·卷二十六·吃生米門》云：「吃生米者，此胃中有蟲。」《景岳全書·卷十七》云：「凡喜食茶葉，喜食生米者，多因胃有伏火，所以能消此物。余嘗以清火滋陰之藥，癒此者數人。蓋察其脈證有火象，故隨用隨效也。又有喜食炭者，必其胃寒而溼，故喜此燥澀之物，亦當詳察脈證，宜以健脾溫胃為主。」《證治準繩．幼科．脾疳》云：「由乳食不節，脾胃受傷所致也，或乳母恣食生冷肥膩，或乳兒過傷，或飯後與乳致吐，或乳多眠久則變為乳癖，腹脅結塊，亦為奶疳。外證面黃身熱，肚大腳弱，吐逆中滿，乏力叫啼，水穀不消，泄下酸臭，合面困睡，減食吃泥是也。錢氏，益黃散主之。楊氏，以靈脂丸同益黃散主之。薛氏，用四味肥兒丸以治疳，五味異功散以生土。曾氏，調脾用參苓白朮散（不乳食）。」又曰：「訶梨勒丸，治小兒食疳，水穀不消，心腹脹滿，好吃泥土，肌體瘦弱。」又曰：「大胡黃連丸（錢氏），治一切驚疳，腹脹蟲動，好吃泥土、生米，不思飲食，多睡吼哐，臟腑或瀉或祕，肌膚黃瘦，毛焦髮黃，飲水，五心煩熱。能殺蟲，進飲食，兼治瘡癬，常服不瀉痢。」又曰：「小兒脾疳，常吃泥土，日久遍身通黃，醫人不識，或呼為陰黃，宜服虎睛丸。」又曰：「愛餐生米、麵、炭、磚、瓦，是脾胃疳。蘆薈丸（治小兒驚風五疳），蘆薈、胡黃連、牛黃、天竹黃、草龍膽、茯苓（各半兩），龍腦、麝香、人蔘、川大黃、雄黃（各一分），生犀（屑，二分），上為末，煉蜜丸，綠豆大。每服三丸，薄荷湯下，溫酒亦得，化下亦無妨。」明代的《壽世保元．諸蟲》說：諸般痞積，面色萎黃，肌體羸瘦，四肢無力，皆緣內有蟲積。或好食生米，或好食壁泥，或好食茶、炭、鹹、辣等物者，是蟲積。《幼幼集成．蟲痛證治》記載：「凡腹內有蟲，必口饞好甜，或喜食泥土、茶葉、火炭之類。」《醫碥・黃疸》記載：「又黃腫多有蟲與食積，有蟲必吐黃水，毛髮皆直，或好食生米、茶葉之類。」《奇症匯・嗜汙泥》載：「有人飲油至五斤方快意，不爾則病。」又曰：「一女子忽嗜河中汙泥，每日食數碗方快。」《本草綱目・草部》中有採用豬肚黃連丸治「小兒疳熱」。又曰：「小兒食土，取好黃土煎黃連汁搜之，晒乾與食。」《幼科痘疹金鏡錄・疳積門總括歌》：「骨熱頭焦五臟疳，胸煩盜汗髮毛乾，肚高腳細牙黑爛，遍體生瘡瀉痢兼，好吃泥土生米毀，炭、茶、蔥、菜任皆餐，五疳消積肥兒劑，脫甲同投便見安。」提出其嗜異症與成人的虛勞病症相似，但非虛勞，治療當清疳除積。《幼科金針・脾疳》：「脾疳俗語稱河白，生冷肥甘傷乳食，吃泥貪睡不生肌，腹膨頓瀉非宜澀。」並論述了在治療上應採用序貫療法，先消去其積，用五疳消積散，積去以後，再進健脾丸，調養其根元，不可見瀉即用收澀之劑。《溫病條辨・解兒難》：「小兒疳疾，有愛食生米、黃土、石灰、紙、布之類者，皆因小兒無知，初飲食時，不拘何物即食之，脾不能運，久而生蟲，愈愛食之矣。全在提攜之者，有以謹之於先；若既病治法，亦唯有暫運脾陽，有蟲者兼與殺蟲，斷勿令再食，以新推陳，換其臟腑之性，復其本來之真方妙。」

本證所異食之物常見：指甲、紙屑、牆皮、煤渣、泥土、頭髮、木片、生肉、生菜、生油、生米、生麵粉、石子、磚頭、菸頭、火柴、油漆、衣服或碎布、青草、過度鹹酸辛辣等。同一患兒可異食一種或多種異物。本證機制有三：

一為蟲積所傷：小兒飲食不潔，臟腑嬌嫩，形氣未充，易為蟲傷。

二為脾虛胃熱：小兒形氣未充，脾常不足，疾病日久，脾胃受納運化失常，積滯內停。

三為情志所傷：因於家人，暴受驚恐，小兒神氣怯弱，肝鬱不疏，致使情志發育缺陷，進而導致小兒性格孤僻，脾氣暴躁或憂鬱。

小兒嗜異之證當虛實辨證為要。病之初多以蟲積、食積之實證為主；若見煩躁易怒、腹脹口臭、手足心熱、大便祕結等則為實熱證。中期可有脾胃虛弱、氣血不足之候；後期可見血氣耗傷、肉脫津虧之虛羸症候，常常虛實相兼。表現為毛髮稀疏、面色蒼黃、消瘦乏力、精神萎靡、睏倦喜臥、食慾不振等則為虛證。

蟲積嗜異：多由飲食不潔，感染蟲毒，傷及脾胃，導致運化失常，異食他物。臨床可見面黃肌瘦、毛髮稀疏、脘腹脹滿、時或腹痛、鞏膜藍斑、唇周有白點或大便腥臭夾有蟲體，也可大便鏡檢辨識。

積滯嗜異：過食肥甘，正所謂「飲食自倍，腸胃乃傷」，肥甘厚膩停聚中焦，損傷脾胃，運化失司，氣機逆亂。臨床常見納少嘔吐、腹脹煩躁、大便不化等候。

胃熱嗜異：小兒脾常不足，納運無力，日久生熱，熱擾氣機導致飲食異常。臨床見面赤唇紅、口乾喜冷飲、便乾尿赤、手足心熱、夜間磨牙、嗜食泥土、嗜食生米等候。

肝鬱嗜異：家庭因素，情志所傷，肝鬱犯胃，日久損脾，脾胃失和而嗜食異物。臨床可見神氣怯弱、性格孤僻，或易怒妄動、亂咬衣物等候。

脾虛嗜異：大病久病之後，失於調養，脾胃虛弱，運化失職，氣血化生無源，五臟肌膚失養，故令兒異食。臨床可見面色㿠白或萎黃、毛髮稀疏而憔悴、腹凹如舟、肌膚乾燥、睡臥露睛、不思飲食或多食多便等諸多虛弱羸瘦之候。

氣陰兩虛：脾胃虛弱，乳食停滯，日久生熱，熱盛傷陰耗氣，致使氣陰兩虛，形成本證。臨床常見骨蒸潮熱，午後為甚、虛煩盜汗、手足心熱、舌紅少苔、腹部虛脹等候。

施治之要：病之位在脾胃。故以調脾和胃，驅蟲導滯，消食清熱為要。慎用大寒、大熱、大苦之味。該證往往虛虛實實，或虛中夾實，切忌妄補。當緩消其積，消積不傷正，補虛不礙滯。

伍藥之要：蛔蟲積者可選川楝子、烏梅、使君子、蕪荑；絛蟲者選用檳榔、南瓜子、蕪荑；食積偏於米麵者可選神曲、穀芽、麥芽、雞內金；偏於肉食者可加山楂、炒雞內金等；腹脹煩躁、大便數日不行者，可選萊菔子、生大黃、厚朴、檳榔、牽牛子、枳實等；面赤唇紅、口乾喜冷飲者，可用大黃、梔子、黃芩、連翹、蘆根、知母等；精神失常、孤僻憂鬱者，可選用柴胡、佛手、薄荷、鬱金、木香、香附等；腹脹不實、睡臥露睛、食慾不振者，可用人蔘、黃耆、白朮、茯苓、山藥、白扁豆等；口乾苔少偏於陰虛者可選用生白芍、烏梅、生地黃、沙參；發作性臍周慢痛者可加炒白芍、木香、延胡索。

治療之慎：

慎一：不宜責罵。

慎二：不忘行為治療，必多令患兒及天地，受六氣，每多戶外遊戲，移其心志。

慎三：調理脾胃是為大法，不忘補微量元素，五味俱食，不可偏味。慎四：忌強迫飲食，食之有節有度，不可零食。

30. 小兒愛滋病論

愛滋病全稱為後天免疫缺乏症候群，該病由人類免疫缺乏病毒感染而引起，導致被感染者免疫功能部分或完全喪失，繼而發生多系統、多器官、多病原體的複合感染和腫瘤等，其臨床表現形式多種多樣。兒童愛滋病乃指發生於十三歲以下兒童的愛滋病。吾定期巡迴醫療愛滋病救治工作十年，成人發病遠眾於小兒。

古代文獻對本病無明確記載。依據感邪性質及症候特徵，其病因與疫毒、癘氣等相似，發病過程與伏氣溫病、溫疫等相似。依據不同時期的症狀表現，小兒愛滋病多分見於中醫胎怯、五遲、五軟、發熱、疳證、腹瀉、痄腮、肺炎喘嗽、症瘕、積聚及多種皮膚疾病中。其病因應屬於中醫學疫毒之疇，亦有醫者謂之艾毒，正如《類經》所云:「五疫之至，皆相染易，無問大小，病狀相似。」然愛滋病「疫毒」與傳統之疫毒在傳播途徑、病因性質等方面均有所不同。兒童愛滋病主要是疫毒由妊母而及子，潛伏體內，伏於募原，侵蝕臟腑及氣血津液，漸致臟腑虛損，氣血陰陽失衡，且隨生長發育，致發病期伏氣自發或新感引動伏氣而發；其發病早晚、病情輕重與正氣強弱至關，但其易感性與正氣強弱關係微小。

兒童愛滋病疫毒多秉承於父母的先天之精。故生後可見形體瘦小、肌肉瘠薄、多種畸形、腦髓空虛、體短體輕、聲低息弱、神疲納少、筋弛肢軟、生長遲緩甚至停滯，常表現為五遲、五軟之候。也有出生後體重正常者，然邪伏精血，毒蓄肝脾，阻氣礙血，氣滯血瘀，漸為症瘕積聚，故肝脾常腫大。若正氣不復虛極則邪毒潛伏部位較淺，浮於經絡、肌膚之間，同樣毒邪蓄積，阻氣礙血，氣鬱血瘀，而見頸部臀核腫大或全身瘰癧。

感邪之後多首損脾臟，脾運化無力，水穀不化，故可見小兒久瀉不癒、食少納差；加之先天稟賦極差，又乏後天充養，氣血日匱，津液枯萎而成疳證表現；脾臟受損，氣血化生無源，漸致他臟受損，終至五臟氣血陰陽俱虛，尤其是脾、肺、腎三臟虧虛乃小兒愛滋病之基本病機。由於五臟失養，一則衛外功能不固，易受六淫入侵；二則五臟功能受損，易生痰飲水溼、氣滯血瘀、化風化火之變。發病期可見各種疾患，如肺炎喘嗽、痄腮、口瘡、皮疹、症瘕、積聚等；至疾病後期正不抵邪，邪毒肆虐，陰陽虛竭，可見生長發育停滯，甚或惡寒肢冷，聲低息微，脈弱細微等陰陽離決之候。故愛滋病之病變過程，其病機錯綜複雜、變化多端，非以單一之臟腑、氣血津液、六經、衛氣營血、三焦病機概其全貌。

臨床表現病之初不著，或可見生長發育稍滯。但必見年越長則長越緩。進而則各種感染疾病增多，尤期以肺系之感冒、咳嗽、肺炎喘嗽常見。脾系病則以久瀉、疳證、積滯、復發性口瘡為多。皮膚疾病也是小兒愛滋病後期之特點，多現以蕁麻疹、溼疹、皮膚真菌感染、皮膚粗糙、皮膚搔癢。病至症瘕、積聚，往往氣血、陰精已枯，與之陰陽離決為時不遠。

常見辨證：以正虛為主者，一曰脾腎陽虛、失於固脫；二曰脾胃虛弱，氣血虧虛；三曰氣虛血瘀、邪毒壅滯；四曰腎精不足、元陰（真陰）虧虛；五曰腎精耗竭、陰陽兩虛。

以邪實為主者，一曰穢濁內蘊、心脾積熱；二曰肝經風火、溼毒蘊結;三曰熱毒熾盛、痰蒙清竅;四曰邪毒阻絡、氣虛血瘀。

常見之候：

一見無候：或僅見乏力、消瘦、生長發育遲緩。

二見發熱：反覆發熱，熱勢高低無定，易招外感。

三見咳喘：咳喘是小兒愛滋病之常見症狀，也是導致其死亡病症之一。

四見泄瀉：泄瀉反覆難癒，常至陰陽離決而亡。

五見口瘡：潰瘍易得，反覆多發，周圍紅赤、灼痛、口臭流涎，外感風熱或脾虛乳食內傷者居多。

六見疳證：形體羸瘦、面色少華、毛髮不榮、急躁易怒，是為疳氣。

七見瘰癧：頸、腋下、腹股溝淋巴結腫大。

遣方之略：

略一，疫毒損胎者。體短形瘦、骨弱肢柔者，給予紫河車、桑寄生、枸杞子、熟地黃等補益精血；哭聲低微、肌膚不溫，給予杜仲、製附子、肉蓯蓉等溫陽補腎，同時給予茯苓、山藥、黨參等健脾，以後天充養先天；疲乏無力、多臥少動，給予黃耆、人蔘大補元氣；肌肉瘠薄、皮膚乾皺，給予茯苓、山藥、白朮、太子參益氣健脾；哽氣多噦、腹脹泄瀉，給予陳皮、砂仁、木香醒脾化濁；四肢欠溫，給予桂枝、乾薑溫通經脈。

略二，無候感染者。以益氣培元，解毒逐邪為主，患兒多無顯候，顧護脾胃應始終如一，可給予黨參、黃耆、人蔘健脾益氣、扶正祛邪；實熱重者可用黃芩、知母、天花粉、蘆根等清熱解毒生津；舌苔白厚膩者加蒼朮、薏仁、茯苓等健脾祛溼；血虛體弱者可選用當歸、枸杞子、阿膠等補益精血；體弱畏寒者選用淫羊藿、紫河車等溫補腎陽。

略三，急性感染期者。以外感風熱、風寒、時邪為因，治以解表、清熱、解毒為主。惡風、頭痛，給予荊芥、薄荷、防風等疏散風熱；發熱重，給予金銀花、連翹、柴胡等疏風散熱；惡寒、無汗，給予藿香、桂枝、羌活、細辛等疏風散寒；咽喉腫痛，給予牛蒡子、射干等清熱利咽；周身疼痛，給予葛根舒經散邪；皮膚瘀斑隱隱者，給予牡丹皮、石膏、玄參、青黛、紫草等清熱解毒涼血。

略四，愛滋病前期者。症候多端，辨證論治。又以發熱、惡風寒等外感症狀為多，宜予連翹、金銀花、防風、荊芥等疏風解表；消瘦乏力、少氣懶言、多汗，給予黃耆、白朮、黨參、人蔘等益氣健脾；多發瘰癧，給予白花蛇舌草、生薏仁、土茯苓、黃藥子、海藻、昆布等化瘀消症；腹痛腹瀉、大便黏膩，給予蒼朮、白荳蔻、砂仁等健脾化溼；咳喘、咳痰，給予半夏、桑白皮、浙貝母、杏仁等止咳平喘化痰；憂鬱、憂慮、恐懼，給予合歡皮、酸棗仁、柏子仁等養心安神。

略五，愛滋病期者。因諸臟精氣衰竭，並邪毒鴟張，瀰漫三焦、上下、內外，或深入營血、阻滯血絡，實者愈實，虛者愈虛，病機變化多端。正虛為主者，暴瀉如注、畏寒肢冷，給予補骨脂、肉荳蔻、炮薑、製附子、吳茱萸等溫補脾腎；面色無華、毛髮稀疏、舌質淡嫩，給予熟地黃、當歸、白芍等養血補血；不思乳食、腹脹脘痞、大便溏泄，給予麥芽、陳皮、山楂、木香等健脾理氣；兩目乾澀、畏光羞明，加枸杞子、菊花、夏枯草等明目；全身顏面浮腫、按之凹陷，重用黃耆，加防己、豬苓、澤瀉、桂枝等溫陽利水；肌膚甲錯、面色萎黃或黯黑、午後或夜間發熱，給予桃仁、紅花、當歸等活血養血；口乾咽燥、五心煩熱、低熱盜汗，給予熟地黃、龜板、山茱萸、枸杞子等補益精血；咯血、吐血，加仙鶴草、白茅根、三七粉等止血；四肢厥逆、神志似清似迷、冷汗淋漓、脈微欲絕，給予紅參、製附子、肉桂等大補元氣、元陽。邪實為主者，口腔糜爛、口氣腐臭、口腔內白斑附著，給予黃連、梔子、燈心草、滑石清熱瀉火；大便不通，給予大黃、芒硝瀉下通腑；口角、二陰黏膜皮膚搔癢、糜爛、潰瘍，或小水皰、疼痛、灼熱，給予龍膽草清肝瀉火，黃芩、梔子等清熱解毒，白鮮皮、地膚子利溼止癢，複方百部煎外塗亦宜；神昏譫語、驚厥，給予羚羊角粉、鉤藤等平肝熄風，牛黃化痰開竅，牡丹皮、犀角、生地黃等清營涼血；抽搐者，給予全蠍、蜈蚣止驚。中成藥紫雪丹、安宮牛黃丸亦應。

治法概要：

一要者，外感疾病為常見多發，應及時控制，少用化學藥物，避免變證，久咳之患纏綿難治，未病防治肺炎喘嗽，非此常因心陽虛衰而亡。

二要者，調理脾胃應自始至終，「四季脾旺不受邪」，是為此道。脾胃健，則機體健。脾胃為小兒後天之源，亦為百病之源。

三要者，所患小兒常有脾胃之傷，多見納呆腹脹，故食養、食療、食禁、食節尤當不忘。此患兒往往口淡無味，喜食辛辣重味之品，如此則更傷脾胃，故食禁食節不可不顧。粥能養胃，粥療更宜小兒。

首薦藥粥：炙黃耆 15g、小米 50g、山藥 100g，加少量小蘇打，慢火久煮，至粥黏稠糜爛，少量紅糖調味。常食無礙。

小兒愛滋病，預後惡劣，鮮有存活者。

31. 小兒癔病論

小兒癔病是指由精神情志因素所致之精神障礙性疾病，主要表現為各式各樣之軀體症狀、意識範圍縮小、選擇性遺忘或情感爆發等精神症狀，起病急驟，病程較短，預後良好，但易復發。多發生於 10 ～ 14 歲之年長兒。中醫對該病的描述散見於臟躁、鬱證、痙證、氣厥、奔豚氣、狂證、梅核氣、百合病、失音、暴聾等病症之中。

本病係情志為病，古人論述參閱於下：早在《黃帝內經》中便有了較為深入的論述，如《靈樞・五亂》：「清氣在陰，濁氣在陽，營氣順脈，衛氣逆行，清濁相干，亂於胸中，是謂大悗。故氣亂於心，則煩心密嘿，俯首靜伏。亂於肺，則俯仰喘喝，接手以呼。亂於腸胃，則為霍亂。亂於臂脛，則為四厥。亂於頭，則為厥逆，頭重眩仆。」《靈樞・本神》曰：「心怵惕思慮則傷神，神傷則恐懼自失……脾愁憂而不解則傷意，意傷則悗（悶）亂……肝悲哀動中則傷魂，魂傷則狂妄不精……肺喜樂無極則傷魄，魄傷則狂，狂者意不存人……腎盛怒而不止則傷志，志傷則喜忘其前言。」此為七情內傷使五臟受損而引發情志為病。《素問・舉痛論》曰：「怒則氣上，喜則氣緩，悲則氣消，恐則氣下，寒則氣收，炅則氣泄，驚則氣亂，勞則氣耗，思則氣結。」、「思則心有所存，神有所歸，正氣留而不行，故氣結矣。」情志不同則對氣機之影響亦異。《金匱要略》中之奔豚病、臟躁、梅核氣等病症與此病類似。《醫方考・情志門》曰：「情志過極，非藥可癒，須以情勝。故曰：怒傷肝，悲勝怒。喜傷心，恐勝喜。思傷脾，怒勝思。憂傷肺，喜勝憂。恐傷腎，思勝恐。」《臨證指南醫案・鬱》說：「鬱症全在病者能移情易性。」強調了精神治療對本病的重要意義。《古今醫統大全・幼幼匯集・物觸候第十九》說：「大抵小兒隨其心性，不可觸逆。凡有所愛之物，不可強直取之。心神所好，若不遂欲，心氣解散，神逐物遷，不食不言，神昏如醉，四肢垂𨍏，狀若中惡……如有此證，詢其母及左右，順其所欲，然後用藥則安也。」

小兒為癔者，其病前每多性格有異，多有易受暗示、喜誇張、好幻想、依賴性重、情緒不穩、敏感多疑、內向孤僻、膽小怕羞、感情用事或高度自我等性格特點。因於家長過分溺愛，縱容任性，家教無方，若遇情志不遂，事與願違，情緒過度，令發本病。

其病因有恐懼、驚嚇、批評、憂傷、緊張、悲痛、委屈、憤怒、責罵、暗示、任性、激動等情志過度。在機體患疾、疲勞、飢餓、不寐時更易誘發。

小兒癔病好發者有七：

一發者，素體熱盛，急躁易怒、大鬧毀物、面紅便乾，此乃情志不遂，肝氣鬱結，氣餘化火，竄肝擾心而發本病。

二發者，平素肥胖之體，突見閉目不語、呼之不應、喉中痰鳴，此乃平素痰溼之體，若遇情志不遂，肝鬱不疏，痰氣互結，上蒙清竅，神閉不開發為本病。

三發者，因突遇責罵，症見臥倒閉目、呼吸急促、過度換氣、張口氣粗，此因小兒肺臟嬌嫩，脾常不足，情志所傷，肝失疏泄，引起肺失宣降。又因脾失健運，溼氣不化，清竅被蒙發為本病。

四發者，突遇驚嚇，膽顫恐慌、面青哭叫、四肢顫抖、脈弦或緊，此因平素神氣怯弱，驚嚇過度，小兒情志不受，引動肝風，擾及心神發為本病。

五發者，突見患兒不語不食，甚至噁心嘔吐、身體蜷縮不伸，此因患兒平素脾胃虛弱，若情志不遂、肝氣鬱結、肝氣犯胃、胃失和降發為本病。

六發者，平素多夢夜啼、手足心熱，突遇情志所傷，表現為哭鬧叫喊、驚恐悲喜，或心神不寧、多發無定時、時作時止，此乃心火過旺、腎水不濟、心腎不交所致。

七發者，大病久病之後，情志所傷，突見哭泣呻吟、無語不食、面色蒼白、心慌多汗、脈細數無力，此因患兒大病之後，心脾兩虛，加之久病溺愛，任性嬌慣，若遇責怒，則心氣不足、心失所養、脾虛不運發為本病。

外治之法，體針、電針、水針、皮內針、耳針、放血療法均有良效。推拿療法亦宜。生半夏末、皂角末或石菖蒲末吹鼻取嚏，取其醒腦開竅之力。

內治之法，當據患兒之體質不同而辨證論治，其遣方配伍當參後述：疏肝解鬱，選用柴胡、生白芍、枳實；理氣選用枳殼、陳皮、炒紫蘇子；消痰選用茯苓、薑半夏、炒紫蘇子；腹滿腹脹選用檳榔、木香、肉荳蔻；內熱便乾者選用生大黃、生梔子、車前子；煩躁易怒選用生龍骨、生白芍、蟬蛻；安神鎮驚選用蟬蛻、鉤藤、酸棗仁；面白唇淡、乏力自汗之氣血不足選用當歸、黃耆、太子參、雞血藤、生地黃；血瘀疼痛選用生白芍、桃仁、川芎、延胡索；失眠多夢選用生龍骨、遠志、首烏藤；乏力唇燥、舌紅少苔之氣陰兩虛選用生地黃、麥冬、百合、玄參；面萎心慌之心脾兩虛可用黨參、茯苓、白朮、黃耆、當歸、龍眼肉、遠志等；易驚易怒之心肝兩虛可用甘草、小麥、大棗、酸棗仁、川芎；咳嗽痰黃選用葶藶子、川貝母、黃芩、蘆根；手足心熱、面色潮紅等陰虛內熱選用青蒿、地骨皮、生地黃、知母；夜驚夜啼選用蟬蛻、首烏藤、生白芍；鬱熱在裡之多汗選用青蒿、生梔子、黃芩；氣虛之自汗選用生黃耆、五味子、生白朮；陰虛之夜汗多選用生地黃、葛根、生白芍、麥冬；乳食停滯屬脾虛胃弱選用炒白朮、太子參、炒白扁豆；乳食停滯屬脾不運化選用蒼朮、炒牽牛子、枳殼；乳食停滯、胃火盛選用生大黃、連翹、生石膏。

32. 小兒亞健康論

人之體皆有三態，一則健康之態；二則疾病之態，也稱已病態；三則非健非疾之態，亦謂之亞健康狀態、未病狀態、第三狀態、中間狀態、灰色狀態。中醫本無此稱謂，但臨證多遇此態之人。吾以為中醫可借用此稱謂，其內涵當遵中醫之旨、中醫之法、中醫之方及中醫之藥。小兒亞健康狀態如何？小兒亞健康之態亦存，只是與成人之態有異罷了。吾臨證提及此證亦有十載有餘，有同道問余，何以提及小兒亞健康狀態？

小兒亞健康之態起因於何？因於一者，成人有亞健康狀態，小兒乃成人之先，亦當有之；因於二者，臨證發現，在小兒易感冒、易咳嗽、易乳蛾等諸證反覆發作過程中，於二次發病之間，其兒並非完全健康之態，而是多處於此第三之態；因於三者，臨證有識，諸多小兒肺系病、脾系病，每於病候顯現之先，往往有某些先兆之候，此乃欲病之象，實為亞健康之態；因於四者，某些六淫外感、時疫或外傷、手術之後，雖原疾已除，但小兒並非完全康復，往往亦處於此態；因於五者，小兒之健康邊緣狀態，生長發育緩慢之兒，或素體形神兼弱之兒，或久用抗生素、激素之兒，雖皆無大恙，但也非健康，當歸屬亞健康之態為宜。

小兒亞健康與成人有何異？一異，小兒亞健康狀態更接近疾病之態，甚則處於欲病態、潛病態、病前態；二異，小兒之態因於情志所傷者鮮，僅年長兒可見。而成人因於此者眾；三異，小兒亞健康易調，成人難治。小兒亞健康之態影響其生長，而成人更宜傷神成疾。

小兒亞健康狀態之由於何？一責，飲食不節，過食、偏食，食之無常；二責，起居無常，衣被過厚，或貪涼傷表；三責，寐寤失衡，當眠不眠，或睡眠無常；四責，久居暖室，乏缺六氣之潤；五責，勞逸不節，動靜不和，或因於太過，或因於不及；六責，過分溺愛，神氣怯弱，少與群戲，羞見眾人；七責，濫施方藥，濫使補品，小病大治，藥毒為害；八責，環境汙染，食材有害，不良視見。凡此種種，皆令兒現亞健康之態。

小兒亞健康狀態「病」位何在？所謂病位者，非疾病之病，蓋指小兒亞健康歸於何處？小兒亞健康之態病位居中，歸屬脾胃，可累及肺、心、肝、腎。脾胃不和乃病機之要也。

小兒亞健康之候何也？小兒亞健康之候因人而異，吾於臨證之中常歸屬不同偏頗體質狀態，依體質狀態之異辨亞健康狀態之別，如積滯體、熱盛體、氣虛體、陽虛體、痰溼體、高敏體、肝火體、怯弱體等。諸偏之體，可見諸侯，詳於小兒體質論。

小兒亞健康之調如何？

一調，謹遵八責，避之祛之；二調，調脾和胃為要，以體質偏頗之異而論治。小兒亞健康狀態，非健非疾也！示圖以釋。

小兒機體 3 種狀態示意圖

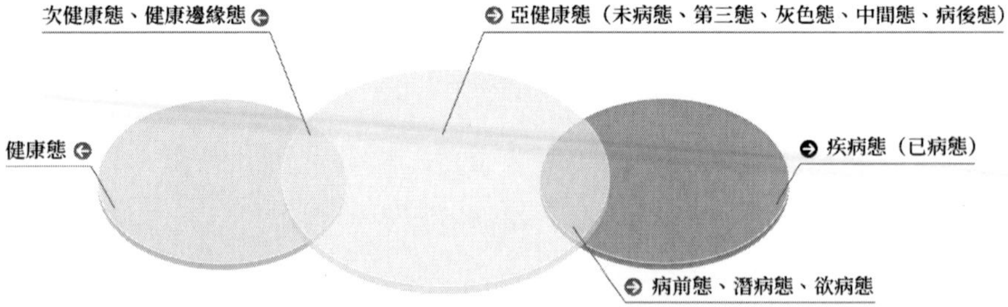

小兒疾病（狀）態較少，也叫已病態，但真正的健康態也少，大部分為亞健康態，或叫未病態、第三態、灰色態、中間態，病後態也多處於此態之中。亞健康態與健康態交叉部分也可稱為次健康態、健康邊緣態。而亞健康態與已病態交叉部分又可稱為病前態、潛病態、欲病態。

附錄

別論

別者，異也、另也，弱論中醫之己見。

中醫學術論

中醫學術，為中醫之學問、之技術，貴在嚴謹，必真真切切，無須浮誇，謹守學術之道。做學術者，當先做人。清心寡慾，方能守神專一，居功利之心者，不可為學術。

中醫之學術論著，不當求長論，求數字，求時尚。閱當今之文章，總感空而無味，不及古人耐人尋味。中醫之論文必別於西醫，文風不必套用，僅編輯有悟可糾。諸家臨證之悟、之驗、之法、之果，但凡源於臨證之實際，雖片語短論皆為好文，不必求長。諸多雜誌不以為然，故而雖出版眾眾，研讀者鮮也。

中醫學術組織如雨後春筍，甚益中醫學術之交流提升。其職當以聚眾家之人，眾人之問，眾方之術，互為暢言，互為交流，互為博採，如是更益中醫之術。當今，時有中醫組織，以名為利，少數唯我獨尊，忙於制規範，定標準，其心攻於樹學術之權威，諸多學術活動，不依臨證之實際，故倡應者鮮也。

中醫科學研究，當以研究臨床之疑問、之難題為要，不當以大而為之，不當以小而不為之，雖為小技小術，亦當深研細究。中醫科學研究之法，當遵守原本之理道，不可規矩於現代西醫，其模其仿，必不宜於中醫科學研究。比如，強調中醫科學研究必倡導實驗、循證、量化、客觀，雖越究越細，其科學研究之結論往往與實際之臨證謬誤千里，且實踐者少也！故中醫諸多科學研究成果，轉化臨床者少之又少。吾以為，中醫之科學研究成果評鑑，不以文字表達之好壞，彙報之精采為基準，當細鑑臨床實效實用。唯真正之中醫科學研究成果，必經時日之歷練。中醫學術源於臨證，而臨證必診治疾病於整體之中，故中醫科學研究不宜過度細分研究指標，更宜據整體，終端標準科而研之。中醫科學研究，強調其可重複性，更應強調其不可重複性。為中醫科學研究者，更當臨證之人為之，或依於臨證之人。科學研究之疑問，當源於臨證，如是所獲之成果更益。

中醫專科建設論

中醫專科之建設，甚益於中醫臨證之發展，專科建設當遵業有專攻之道，倡專科之特色療效、之方法技術，規而納之，楷模於諸家，如是則促臨床提療效。中醫專科之建，不可過於統一，如統一稱謂，統一標準，統一評鑑，且必擁有三個優勢病種，必定規模，必備論著成果，必守標準方案，必遵統一路徑。如是，必會使各專科弄虛作假，其專科遠離臨床實際。中醫專科，應守「見苗培土」，忌「授種看苗」，必以臨床有效，取信民眾受益為首要。故中醫專科建設，雖一證一方之小科，唯特色有效，力必推廣。中醫臨床專科建設，宜統而不嚴，管而不細，百花齊放。唯不可為者，須統一嚴管。

先傳承，後創新。

中醫教學育人論

中醫教育，授業育人，不同於西醫，其培養之人，終歸臨證之用，中醫看病乃看患病之人，非看人患之病，故中醫臨證之人，必通醫理，知人道，悉天地之問，其研習當博聚眾長，歷練臨證，古人師徒之道，每出眾家名醫，何也？謹守中醫育人傳承之法是也。

中醫授業育人，吾以為：

一則，遴選研習中醫之人，雖以考試為基準，當新立面試，以別學生之悟性、之興趣、之心志、之言語。

二則，授業之師，必以臨證之人且擁授傳之能為首要，鮮有臨證之師，怎好傳教於徒。

三則，中醫之教材編著，必以其真正臨證大家所作，其題例、格式不必西效。

四則，學生之研習，當重基礎，博廣知。輕課堂，重臨證。跟師帶徒也宜。

五則，大學建設，教師之位當為核心。大學之人，其教師應占之七八。唯育大師為要，經費之用，用之一二即甚益大師之栽培，何至二三？當今，守此道者幾何？

電子書購買　　爽讀 APP

國家圖書館出版品預行編目資料

嬰童醫理：從醫者素養到臨床技術，細述小兒醫學的診治精髓與要義 / 侯江紅 著 . -- 第一版 . -- 臺北市 : 崧燁文化事業有限公司 , 2024.12
面；　公分
POD 版
ISBN 978-626-416-195-4(平裝)
1.CST: 小兒科 2.CST: 中醫
413.7　　113019282

嬰童醫理：從醫者素養到臨床技術，細述小兒醫學的診治精髓與要義

臉書

作　　者：侯江紅
發 行 人：黃振庭
出 版 者：崧燁文化事業有限公司
發 行 者：崧燁文化事業有限公司
E-mail：sonbookservice@gmail.com
粉 絲 頁：https://www.facebook.com/sonbookss/
網　　址：https://sonbook.net/
地　　址：台北市中正區重慶南路一段 61 號 8 樓
8F., No.61, Sec. 1, Chongqing S. Rd., Zhongzheng Dist., Taipei City 100, Taiwan
電　　話：(02) 2370-3310　　傳　　真：(02) 2388-1990
印　　刷：京峯數位服務有限公司
律師顧問：廣華律師事務所 張珮琦律師

定　　價：320 元
發行日期：2024 年 12 月第一版
◎本書以 POD 印製